供医学高职高专各专业用

医用生物学

胡先明　唐吟宇　主编

西南师范大学出版社

前　言

目前国内医学专科层次（包括高等职业教育、普通专科教育、成人高等教育）在开设与生物学有关的课程方面，从教材名称到内容的认识均很不统一。国内至今也尚无《医用生物学》专科教材。

在医学专科层次的教育中，就生物学而言，到底开设哪一门课程更符合医学专科学生知识结构的需要？针对这一问题，我们进行了两项调查：一方面与国内部分院校的同行就目前生物学在医学专科教育中的现状以及医学专科学生在生物科学方面需要的知识结构等问题，交换了意见，形成了比较一致的观点。认为专科学生学制短，属应用型专门人才。课程设置不宜过专、过细。而是应当具备一些与医学密切相关的生物学的基本理论和基本知识。例如：有关细胞生物学和医学遗传学的一些知识、生殖与发育的一些知识以及现代生物学中疾病的生物学机制、人类基因组医学等的一些知识。将这些知识集中整理后构成的医用生物学，对于医学专科学生的知识面及结构更合理。另一方面，我们还针对这一问题，对我院部分在校学生做了关于生物学在医学教育中的课程设置和医学专科学生对生物科学知识需求等问题的问卷调查。普遍认为开设医用生物学更合理。以上两点是我们决定编写这本教材的主要原因。

本教材在编写的过程中，按照医学专科学生对基础理论以“必需”、“够用”的原则。着重介绍了生命过程中与医学关系密切的基本理论与基本知识，如细胞、遗传、生殖、发育等；现代生物学中对现代医学有重大影响的新理论、新技术，如医学与克隆、人类基因组医学等。其中细胞生物学和医学遗传学的内容是本教材的核心内容。

考虑到医学专科学生学制短、学时少这一特点，所以，本教材注意强调基本概念的建立，适当减少了一些知识点中“偏深”、“偏难”、“偏细”的内容。其目的在于通过本课程的学习，使医学生在生物科学领域具有一定的、与医学有关的、生物学的基本理论和基本知识。为进一步学好现代医学打好基础。

编写之初，重庆医科大学的彭惠民教授和第三军医大学的苏丙银教授就本教材编写的指导思想、内容、技巧、特点等问题均提出了很好的指导意见。在此，谨向他们表示衷心的感谢！

由于我们的水平有限，错误和不当之处敬请批评指正。

胡先明

2003 年 6 月

目　录

绪　论

一、医用生物学在医学教育中的作用与地位

医用生物学是针对医学教育的需要，在生命科学的知识海洋里选择一些与医学密切相关的内容而设置的一门医学基础课。所以，它与生物学(biology)有很大的不同，广义的生物学的研究范围是非常广泛的。一个医学生在有限的时间内，不可能全面了解与掌握生物学的这些知识。但是，作为一个将来从事医疗工作的医务工作者，了解和掌握那些与医学有关的生物学的基本理论和基本知识，例如有关细胞生物学和医学遗传学的一些知识、生殖与发育的一些知识以及现代生物学中疾病的生物学机制、人类基因组医学等知识确是必须的、必要的。因为这些知识不仅与医学有着密切的联系，有些内容可以说是医学上的实际需要。另外，在其他医学基础课以及专业课里均涉及了一些生物学知识。因此，了解和掌握一些与医学有关的生物学知识，对于学好其他医学基础课程和医学专业课程是必要的。医用生物学就是为了达到此目的设置的。其作用是通过本课程的学习，使医学生在生物科学领域具有一定的、与医学有关的生物学基本理论和基本知识。

其次，在医学教育中开设医用生物学课程，不仅仅是让医学生具有一些与医学有关的生物学知识，帮助解决在其他医学基础课程和临床专业课程中涉及到的有关生物学的问题，更重要的是它还可以起到扩大知识视野、拓展研究思路、为未来的医学研究培养良好科学方法的作用。因为从生物学与医学的发展历程来看，两者各自的研究成果对医学和生物学的发展都起到了互相推动的作用。如今，现代生物学与现代医学已经发展到相辅相成，相互促进的新阶段。从医学的角度，以疾病患者为对象的研究，不仅获得了许多医学新知识，同时也揭示了一些重大的生物学自然规律。例如对疯牛病的研究，揭示了蛋白质颗粒可以作为传染源而传染疾病的生物学现象。对 Huntington 舞蹈病的研究揭示了基因在世代遗传中的遗传印记和动态突变等生物学现象。从生物学的角度，以细胞、遗传基因为对象的研究，不仅揭露了生命现象的本质问题，同时也揭示了一些人类疾病发生的原因及治疗的途径。例如对于细胞的生物学研究，为肿瘤等多种疾病提供了治疗的可能。对遗传基因，特别是对人类基因组计划的生物学研究，使医学的概念再一次得到升华，医学发展史又实现了一次新的飞跃。因为人类基因组计划的研究已揭开了人类遗传与变异的奥秘，随着对人类结构基因组的蛋白质组、疾病基因组、药物基因组、肿瘤基因组、环境基因组等的深入研究将彻底揭开人类疾病的发生、发展的规

律，为预测未来疾病的发生、疾病的治疗、药物的筛选寻找到了有效的方法和途径，从而改变了传统的医学概念。以上这些例子说明了生物学与医学的密切关系以及相互的促进作用。事实上生物学与医学的相互影响远不止于此。随着疾病的生物—医学模式向生物—社会心理—医学模式的转变，生物学与医学的关系将会变得更密切，也更复杂。

还有，医用生物学对后续课程的学习还起到一定的先导作用。因为在同期开设的课程中，惟医用生物学课程在内容上、方法上、思路上与后续课程相一致，所以医用生物学的学习方法、研究方法、学习思路、研究思路对后续课程的学习研究有着一定启示作用。

综合上述，在医学教育中开设医用生物学课程是医学教育的需要。而作为一个医学生了解和掌握一些与医学有关的生物学的基本理论和基本知识，是学好现代医学不可缺少的条件。

二、医用生物学的范围与学习目的

本教材共分八章。

第一章着重介绍了生命的基本特征，通过这一章的学习，一方面不仅让学生对生命的内涵有所了解，同时还让学生明白生物体为什么具有这些基本的特征。

第二章首先对细胞的大小、形态、数量、类型、结构作了简要的介绍，让学生对细胞有一个初步的认识，建立起细胞的基本概念。对细胞膜的分子组成、结构、特性和功能，细胞质中各种细胞器的结构和功能以及细胞核的结构和功能作了详细的介绍，使学生能在细胞的水平上对生命过程中的生命现象及本质有一个正确的认识与理解，进而能深刻理解某些疾病的发病机理和治疗的途径。最后对细胞增殖周期各时相的动态和特点也作了详细的介绍。让学生建立起细胞周期的概念，明确各时相形态变化和物质变化的特点，并借助这些知识理解肿瘤的特点和治疗时的给药原则。本章的内容较多，与其他医学基础课的联系也较为密切，所以是医用生物学的教学重点之一。

第三章首先对生物的繁殖方式作了简要的介绍和比较，让学生建立起生殖的概念，明确有性生殖与无性生殖的区别。其次详细地介绍了人类的精子和卵子的发生情况，使学生对精子和卵子的发生所经历的阶段有一个正确的认识。着重介绍了生殖细胞在减数分裂的过程中染色体的动态变化，以及这些变化所产生的生物学意义。从而明确人类的精子和卵子是通过减数分裂来形成的，染色体在减数分裂的过程中有规律的变化给人类的遗传带来的变异。最后在受精这一节里，对精子和卵子在受精过程中一系列复杂的生理变化以及受精卵的最初发育作了详细的介绍。让学生不仅了解了人类生殖的原理，更重要的是使医学生能从医学的角度去理解不孕、不育的发病机理，并借助这些机制的了解，对不孕、不育患者实施治疗。这些内容客观地反映了生物学中与医学有关的基本知识是医学上的实际需要。

第四章内容最多，与医学的关系也最密切，是本课程理所当然的教学重点。在本章中多以基因为主体对象进行介绍。因此，为了让学生对基因有一个全面的认识和理解，首先介绍了基因的物质基础和在细胞中存在的形式，其目的在于让学生理解 DNA 分子具有作为遗传物质的结构特点以及它在细胞中存在的特殊形式。接着从分子水平详细地阐述了基因的结构、复制、表达以及表达的调控和突变的情况。从而使学生建立起基因的概念，并从分子水平认识人类遗传与变异的本质。在遗传的细胞基础这一节里，着重介绍了基因的载体——染色体的形态、结构、类型和数目，使学生掌握人类染色体正常核型的概念。第四节介绍的是遗传的基本规律，即分离规律、自由组合规律、连锁与互换规律。通过这一节的学习，使学生理解并掌握这些规律。最后从两个方面详细地介绍了人类遗传的变异。一方面使学生从细胞的层次理解人类染色体在数目和结构上的改变而引起的疾病，另一方面使学生从基因的角度掌握人类单基因遗传病的遗传特点及遗传规律。

进行有性生殖的生物的生命都起始于受精卵，它所经历的卵裂、囊胚、原肠胚、神经轴胚、器官发生到幼体、出生以及经生长发育成为成熟的个体，然后由中年到老年，最后衰老死亡的全过程，称个体发育。第五章对上述过程进行了全面而系统的介绍。其目的是：一方面让学生了解个体发育的全过程，理解怎样由一个单细胞的受精卵转变形成一个具有复杂结构的生物有机体是基因有序表达和调控的结果。另一方面学生通过这一章的学习，掌握生长与再生、衰老与死亡以及寿命的基本概念，进而理解临床上因发育障碍引起的疾病，并借助对这些知识的了解，探讨有效的治疗措施以及促进医学上抗衰老的研究。

第六章对疾病的概念、疾病发生的原因、疾病发生的条件、疾病发生的规律等作了详细介绍。通过这一章的学习，使学生理解疾病的概念，了解疾病发生的种种原因以及疾病发生的条件，进而掌握疾病发生的规律。

第七章为克隆与医学。“克隆”不仅是科学界研究的对象，也是当今世界热烈讨论的话题。本章从生物学的角度比较详细地介绍了克隆的一般概念、基本方法和原理以及克隆技术在医学上的应用前景，使学生能理解克隆的一般概念，了解克隆的基本方法和原理，进而利用克隆技术在医学上展示的应用前景为将来的医学研究拓展思路。例如利用克隆技术可以考虑用来解决临床上组织或器官因异体移植引起的免疫反应。

第八章首先对人类基因组计划的内容、历史背景、研究的策略和进展作了全面的介绍，使学生不仅对人类基因组计划有所了解，重要的是让学生从医学角度去理解人类基因组计划在医学上的重要意义。接着对疾病基因的定位与克隆、不同病理状态下基因表达的差异以及基因的修饰、调控同疾病的关系也作了详细的介绍。其目的在于让学生理解疾病的发生与基因型变化的相互关系。最后对比较基因组学、基因组多样性、药物基因组学、环境基因组学也分别作了介绍，使学生从不同的方面理解基因与疾病的关系。

（胡先明）

复习思考题

1. 简述医用生物学在医学教育中的作用与地位。
2. 举例说明医学生为什么要学习生物学。

第一章　生命与生命的基本特征

什么是生命(life)？这是人类从古至今一直都想弄清楚的问题。乍一看，答案似乎很显然，但事实上要完整而合乎逻辑地回答这一问题却相当困难。因此，我们只能根据人类对生命现有的认知来理解生命的内涵，并从中筛选、归纳、整理出生命的基本特征。只有把握了生命基本的特征，才可能去研究各种生命现象，探讨生命活动过程的一般规律，并最终揭示生命的本质。

第一节　生　命

一、历史的生命观

人类在认识生命的过程中进行过艰难的思考。古希腊人把产生运动的原因称之为“力”，为此他们提出了生命力和活力这样伟大的概念。古中国人则倾向于将产生运动的原因称之为“气”，生命活动当然也就是“气”的活动了。和“力”一样，“气”也是不明确的概念，这只是古时候人类对生命的一种理解。2500年前，亚里士多德给生命下的定义是：生命是指能够自己摄食、成长并死亡的能力。这些的确都是生命的特点，但这些特点绝不仅限于生命。例如把一根绳子悬浮于糖浓度很高的水溶液中，绳子上就会出现结晶，并且晶体不断增长(自我摄食)直至消耗掉所有的糖，而绳子的晶体还会再次溶解在水中。这就是结晶的“衰退”和“死亡”。显然亚里士多德的这个定义也是不准确的。随后，萨根又把生命定义为：“任何具有复制、变异和变异之复制能力的系统。”这意思是说，生命是由具有一定特征的实体来表征的：这种实体通过自然选择的进化机制，允许代与代之间产生变异，它能把自己的特征通过繁殖而重组，使下一代的特征与自身并不完全一模一样。在这里萨根强调了生命的一个重要特征——复制与变异。不否认生命的“核心”在于一代代地复制和变异，但是单独将某一特征理解为生命却是错误的。例如计算机也具有复制的功能，却不能说计算机是生命。因特网具有与生命更多相似的特征，同样也不能说因特网是生命。

总之，人类在认识生命的过程中，无数的科学家都曾试图给生命下一个定义，但事情并不那么简单。因为，每一次科学上的重大发现都会让从前的定义出现这样或那样的问题，一些个别的例外情况总会让人产生种种的困惑。不过，基于人类本身也是一种生命形态，所以，人类从来就没有放弃这种努力，而且总是想方设法来尝试完善生命的定义。

二、现代的生命观

现代科学的一大特点是分科越来越多，许多学科都试图去研究生命，由此产生了种种关于生命的观点。

（一）根据生命形态的表面特征来定义生命

生命是一个具有与环境进行物质和能量交换——新陈代谢、生长发育、繁殖、遗传变异和对刺激产生反应的物质系统。显然这是根据生命形态的表面特征来揭示生命内涵的。所以，这个定义也会随着对生命微观领域的不断深入研究而出现局限性。

（二）根据生物微观构成的共性来定义生命

科学研究表明：生命的“核心”在于一代代地复制和变异，而复制和变异的物质基础是核酸分子。自然界中任何生命形态的背后都有一个共同的特点，那就是一切生命都有 DNA、RNA、蛋白质、酶以及其他维持细胞生命所需的生化物质。这些生化物质有着极为广泛的功能，从提供所有生物的每个细胞所需的能量，到完成生命的繁殖等。在经历了漫长的进化过程以后，这些物质均能以惊人的高效完成各自特定的任务。其中最复杂的任务就是以 DNA 分子为“核心”的一组生化物质，通过一系列精密的步骤将遗传信息从上一代传至下一代。在这里 DNA 分子起了决定性的作用。DNA 分子的长短、碱基的排列顺序不同，决定了蛋白质分子中肽链的长短和氨基酸的排列顺序不同，由此决定了生命的不同表现形式。当人们了解到 DNA 分子具有自我复制的能力，又可以通过“转录”和“翻译”来决定 RNA 和蛋白质的结构时，给生命的定义是：生命是由核酸、蛋白质、酶的相互作用产生的，可以不断繁殖的物质反馈循环系统。但是这也有例外的情况，例如人们发现了没有蛋白质外壳的类病毒和没有核酸的朊病毒，很明显这对上述定义提出了巨大的挑战，使我们在这方面认识生命陷入了很大的麻烦之中。

（三）从生态学的角度来定义生命

在生物圈中有些生物如某些细菌、蓝藻及大部分植物能直接从自然界中吸收养料并依靠叶绿素进行光合作用，我们称之为自养生物，在海洋深处火山口及热泉口附近还有一些不进行光合作用的自养型生物；另有些生物则必须靠摄取其他生物体来维持生命，如大部分细菌、真菌和绝大多数的动物都是这样的，我们称之为异养生物。在异养生物中有相当一部分营腐生生活，其他死亡的生物在它们的作用下分解而又回到自然界中去。因此便形成了生物圈中的不可逆性或单向流动的物质循环运动。因此从生态学的角度给生命的定义是：生命是能通过自养或异养进行新陈代谢，通过能量转换进行物质循环的能繁殖的物质系统。

（四）根据现代生物学提供的线索来理解生命的内涵

以上介绍的这些生命观显然是从不同的方面和角度来定义生命的。所以，要想给生命下一个全面而准确的科学定义的确是件不容易的事。但是我们可以利用现代生物学为我们提供的线索来总结生命的内涵。首先，它强调了生命的物质性，即自然界中的任何生命形态都是由一些相同的物质构成的,而且这些物质必须按特定的方式组装起来形成具有严整结构的实体才可能具有生命。这个实体就是生物体(organism)。世界上只有生物体才具有生命。其次,它还强调了自然界中所有的生物体都具有与环境进行物质和能量交换的能力。并在此基础上表现出生长发育、繁殖、遗传变异以及对刺激产生反应等一系列的复合现象。这就是现代生物学对生命总的概括。

从人类研究生命的历程来看,生命的定义经常地发生着改变,这不仅反映了科学的进步与发展,同时也说明了人类在研究生命的道路上经历了无数次的曲折。而且我们相信这条曲折的路还会不断地延伸。因为,随着科学的进步与发展,生命的内涵将会得到不断的补充与升华,生命的定义还会多次发生改变。另一方面人类对生命本身还有若干未知的领域,也决定了这条曲折的路还会不断地延伸。但正是在这种曲折的延伸之中,生命的内涵才可能得到一次又一次的升华。

第二节　生命的基本特征

地球上的生物种类繁多,形态各异,它们生活在地球的广阔空间,优美舒适的环境中到处是它们的踪影,即使在极端恶劣的环境里也有生命的存在。科学家们发现,在地球南北两极的荒漠地带、火山口、核反应堆的通风口,甚至在水下约 3 350m 的沉积物下面约 760m 的地方都有细菌的存在。但是,无论它们生存在什么地方,也无论它们形态如何,所有的生物,从最简单的原核生物(如细菌),到最复杂的生命形态——人,都有一些共同的基本特征。

一、相同的物质基础

各种生物在形态和结构上虽然差别很大,但是从物质的组成来看,却是相同的。它们都含有 C,H,O 和 N 4 种主要的化学元素,其次,还有少量的 S,P,Na,K,Ca,Cl,Mg,Fe 等元素。此外,还有些极微量的 Cu,Zn,Mn 等元素。这些化学元素并非生物所特有。不同的是,生物体内的这些化学元素都是在经历了漫长的进化过程后,以化合物的形式组成了当今地球上生物体内的生命物质——即原生质(protoptasm)。

细胞中的原生质包括无机化合物(例如水、二氧化碳、无机盐、磷酸等)和有机化合物(例如糖类、脂类、蛋白质、酶、核酸、维生素等)两大类。有机化合物是原生质的基本成分,它们与无机化合物一起按特定的结合方式形成一个极其复杂的生命物质体系,其中因蛋白质和核酸的分子量巨大,结构复杂,同时也是决定生命活动的“核心”物质,所以称生物大分子。生命活动就是在这种生物大分子的主导作用下进行的。

二、相似的结构基础

组成生命的物质,在生物体内虽然能高效地完成它们各自特定的任务。但是,一旦它们离开了细胞就不可能再完成其功能。所以,生物体决非只是化学物质简单的堆砌,它们只有按照特定的结合方式,在不同层次上相互化合,依次组装,形成具有一定形态的基本单位,才能执行各种生理功能,完成和实现各种生命活动。这个基本单位就是细胞。即便是病毒(virus)或类病毒(viroid)等前细胞型生物,也惟有借助宿主细胞才能进行它们的生命活动,完成它们的生活史。因此,细胞是一切生物体结构和功能的基本单位。

三、高度一致的生命运动形式

自然界中所有的生物,无论它们采取何种方式,无时无刻地与它们周围的环境进行着物质交换和能量转换,借以完成自身的不断更新,这一过程在生物学上称新陈代谢。它是生命的基本运动形式,也是其他生命现象得以表现的基础。

新陈代谢的本质就是生物体内一系列的生物化学反应,它包括同化作用(anabolism)和异化作用(catabolism)两个方面。前者是指生物体通过摄食把外界的物质变为自身的物质并储存能量的过程。后者是指因生命活动的需要不断地分解自身的物质并释放能量、排除废物的过程。这是生命的最基本特征,也是区别生物与非生物的根本标志。

四、都有量变与质变的过程

所有的生物都会在新陈代谢的基础上发生量与质的变化。当同化作用大于异化作用时,生物就会发生量变,表现出体积的增大和重量的增加,这就是生长。在这个基础上,机体在结构上和功能上又会发生一系列的变化,如细胞的分化、个体的形成、性成熟等,这是质变的过程,称发育。生长与发育是所有生物共同的生命现象。

五、都以生殖作为生命延续的基础

生物在生长发育的基础上,到一定的阶段都会以各种不同的方式产生与自己相似的后代,以此保证生命得以世代延续,这个现象称生殖。

因自然界的生物种类繁多,所以生物生殖的方式也各不相同。从总的来看,分无性生殖(asexual reproduction)和有性生殖(sexual reproduction)两种。无性生殖一般以营养细胞和营养组织为生殖单位。其主要特点是:在生殖过程中通常只有一个亲体参加,由于没有遗传物质重组的发生,所以亲代与子代的遗传信息是相同的。而有性生殖是由两个亲体产生的生殖细胞的结合来实现的。其特点是:在生殖过程中有两个亲体参加,由于遗传物质的重组和生殖细胞的结合,所以亲代与子代间的遗传信息是有所差异的。

六、都具有完善的调控系统

生物在进行生命活动的过程中,一方面由于机体内部的物质代谢始终都处在动态之中,如蛋白质的合成与分解、血浆中激素的升高与降低等。然而这些物质的代谢又必须是相对平衡的,既不能过多,也不能过少。否则,就会影响生命活动的正常进行。可见保持机体内部的稳定对于生物的生命活动是非常重要的。另一方面,生物生存的外部环境也在不断地发生着变化,如温度的升高与降低、空气的干燥与潮湿等。这些理化因素都会影响生物的生命活动,所以,生物在进行生命活动的过程中,必须对外界环境的变化做出正确的反应,并与之协调,才能保证生命活动的正常进行。

事实上,自然界中所有的生物,在经历了漫长的进化历程后,无论是由多细胞组成具有复杂结构的人类,或是由一个细胞构成的单细胞生物(如细菌),它们都具有保持机体内部稳定和与外部环境协调的能力,以此来保证机体各种生命活动的协调统一和对外部环境的适应。生物之所以具有这种能力,是因为所有生物体的内部都有一个完善的调控系统。机体通过这个调控系统的调节,才保持了内部的稳定和与外部的协调。

七、遗传与变异是生命永恒的主题

遗传(heredity)是指亲代与子代间的相似现象。亲代与子代之所以相似,是因为亲代与子代间具有基本相同的遗传信息。现代生物学研究阐明:遗传信息储藏在组成 DNA 分子的碱基序列之中。亲代通过 DNA 分子的复制,将遗传信息传递给子代,使子代具有和亲代相同的遗传信息,从而表现出相似的现象。变异是指亲代与子代间的差异。这种差异的出现:一方面是因为在生殖细胞的形成过程中遗传物质发生了重组。另一方面是因为 DNA 分子本身因内、外环境因素的影响发生了改变,从而导致亲代与子代间遗传信息的差异。这是变异的主要原因。

如果说生殖是生命延续的表现形式,那么遗传与变异则是生命世代延续的核心。生物的区别与生物的世代延续就在于 DNA 分子的差异和 DNA 分子的自我复制能力。

(胡先明)

复习思考题

1. 你是怎样理解生命的?
2. 生命具有哪些基本的特征?

第二章　生命的基本单位——细胞

细胞是生物体的结构与功能的基本单位。生物体的一切生理活动、生命的基本特征及各种生命现象都能以细胞为最基本的单位体现出来。

细胞是生命的载体，不理解细胞就不能正确地理解生命。从1838年、1839年间由施旺(Schwann)和施奈登(Schleiden)提出细胞学说至今，人们对细胞的研究一直都保持着浓厚的兴趣。特别是近三四十年来，由于一些新概念、新技术、新方法的介入，使人们对细胞的研究更加深入，即从细胞的整体，超微结构和分子水平来研究细胞的结构、功能及其活动本质，并探讨细胞与细胞间相互作用的规律，使之成为了生命科学领域中的前沿科学之一。

一个完整细胞的形成，其过程是相当复杂的。它并不是化学元素的简单堆砌，而是按一定规律逐级组装而成的，即元素→小分子→大分子→生命大分子→细胞器→完整细胞。

要正确理解细胞在生命活动中的作用，先必须要对细胞有一个基本的了解。

第一节　细胞概述

一、细胞的基本概念

细胞是生命活动的基本单位。这一定义有很深的内涵。用现代生物学的观点去理解，其涵义主要包括以下几个方面：

(1)细胞是构成生物体最基本的结构单位。生命有机体均由细胞构成(病毒或类病毒除外)。

(2)细胞是代谢与功能的基本单位。生命有机体在代谢与功能活动中，细胞呈现为一个独立的、有序的、自动控制性很强的独立代谢体系。在多细胞生物体中，虽然细胞只构成机体微小的局部，并受到整体活动的制约，但每一个细胞在生命活动的过程中又是一个小小的独立王国，具有严格的自控代谢体系，执行着特定的功能。例如红细胞运送氧气功能。

(3)细胞是有机体生长、发育的基本单位。生物体的生长、发育实际上是由细胞体积的增大，数量的增多以及细胞分化增加细胞的种类而产生的宏观效果。

(4)细胞是遗传的基本单位，具有遗传的全能性。在生物遗传的过程中，上、下代间通过生殖细胞来传递信息。每一个生殖细胞中包含了其亲本的遗传信息。当两个生殖细胞合并成一个受精卵时，以后的新个体就按其包含的遗传信息进行发育。每一个有机体由无数个细胞组成，这无数个细胞来源于一个细胞——受精卵。通过它的有丝分裂而形成完整的有机体。因此，从理论上来讲，有机体中的每一个细胞均含有全套的遗传信息，即全套的基因，都有分化为各类细胞或发育成完整个体的潜能。因此，在一定条件下，分化了的细胞可以去分化，按照个体发育的程序发育成一个新的个体。

综上所述，细胞就是一个由膜包裹、内含各种协调作用的细胞器，并且具有生命全能性的结构。它是生命体最基本的结构单位和功能单位。

二、细胞的大小、形态和数量

1. 细胞的大小

人和动物的细胞直径一般在 10～100μm 之间。人体内最大的细胞为卵细胞，直径约为100μm；最小细胞为小淋巴细胞，直径为 4～5μm；其他生物，如鸵鸟卵细胞最大，其直径约为12cm；支原体最小，直径约为 0.1nm。

2. 细胞的形态

细胞的形态多种多样，与它的功能有关。

(1)凡是游离的细胞大多数呈球形或椭圆形。例如人的血细胞，卵细胞。

(2)神经细胞呈特殊形态，其直径约 100μm。而轴突长达数厘米，最长可达 1m，这与神经细胞的传导功能相适应。

(3)组织细胞受相邻细胞的制约，常呈扁平形、多角形、立方形、圆柱形、长菱形、星形等，如图 2-1-1 所示。

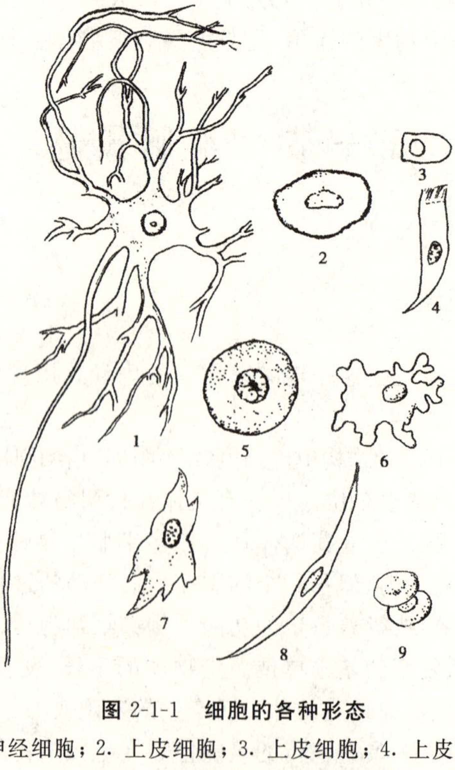

图 2-1-1　细胞的各种形态

1. 神经细胞；2. 上皮细胞；3. 上皮细胞；4. 上皮细胞；
5. 卵细胞；6. 上皮细胞；7. 结缔组织细胞；8. 平滑肌细胞；9. 红细胞

3. 细胞的数量

生物包括单细胞生物与多细胞生物。

(1)单细胞生物:由一个细胞构成完整个体,如细菌。

(2)多细胞生物:有数百到数亿个细胞构成。如有人统计,刚出生的婴儿约由 10^{12} 个细胞组成。成人大约为 10^{14} 个细胞。

三、原核细胞与真核细胞

在种类繁多的细胞世界里,根据其进化程度与结构的复杂程度不同,可划分为原核细胞与真核细胞两大类。

(一)原核细胞

原核细胞是因为没有完整而典型的核结构而得名。它与真核细胞相比,其进化地位低,体积小,结构简单。

原核细胞具有细胞膜、核物质和少数简单的细胞器,但无内膜系统和核膜。它最大的特点是无核膜包被的细胞核,也没有核仁。只有一个由裸露的、环状的 DNA 分子组成的核区域,称为拟核,该区域又称为拟核区。

常见的原核生物有:支原体、细菌和蓝绿藻等(图 2-1-2)。

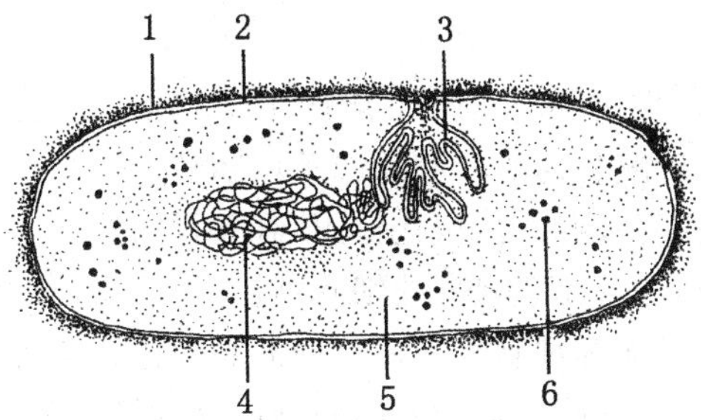

图 2-1-2 细菌细胞模式图

1. 细胞壁;2. 质膜;3. 间体;4. 拟核;5. 细胞质;6. 核糖体

实际上,很多细菌除了基因组 DNA 外还有一些小的环状的 DNA 分子,叫质粒。质粒在胞质中能进行自我复制,其编码的蛋白质具有对抗抗生素等作用。由于它的这种特性,常常把它作为遗传工程实验中 DNA 片段的主要载体。

(二)真核细胞

一般认为真核细胞由原核细胞进化而来,所以二者有着基本的共同特征。如都具有细胞膜、DNA 和 RNA;都有核糖体参与蛋白质的合成;都能以分裂方式进行繁殖等。但真核细胞比原核细胞要复杂得多。在光学显微镜下观察,真核细胞的结构可分为 3 部分:细胞膜、细胞质和细胞核。在细胞质中可以观察到一些较大的细胞结构,如线粒体、中心体等。在电子显微镜下还可观察到细胞内各种更加细微的结构,由此可将其分为两大类:膜相结构和非膜相结构(图 2-1-3)。

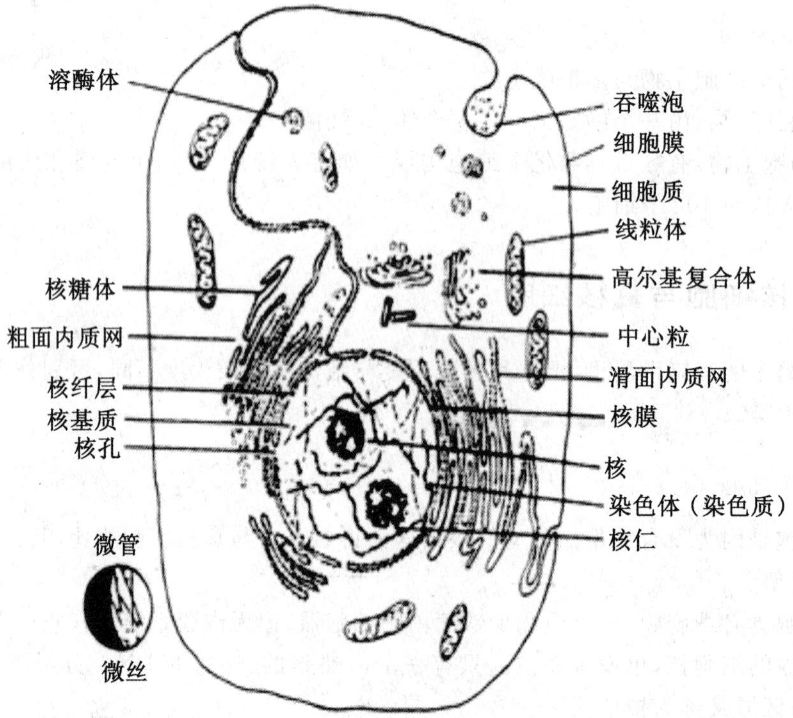

图 2-1-3　真核细胞模式图

真核细胞的膜相结构是指由膜包裹而形成的细胞结构。其主要有细胞膜、线粒体、内质网、高尔基复合体、溶酶体、过氧化物酶体和核膜等(植物细胞中还有叶绿体)。膜相结构的提出,对于理解细胞内各结构间功能的"区域化作用"有重要的意义。

真核细胞的非膜相结构是指无膜包裹的细胞结构,主要有核糖体、中心体、细胞质基质、核仁、染色体、核基质和微管、微丝等细胞骨架。这种非膜性细胞器是细胞内蛋白质成分构成的网架结构,与细胞形状的维持、细胞的运动及胞内物质运输等有关。

(三)原核细胞与真核细胞的比较

1. 形态和结构的比较(表 2-1-1)

表 2-1-1　原核细胞与真核细胞结构的比较

细胞类型 / 比较项目	原核细胞	真核细胞
大小	1～10μm	10～100μm
细胞质	无内膜系统	有内膜系统 (内质网、高尔基复合体、线粒体、溶酶体、核膜等)

细胞核	无完整的细胞核 （只有一环状、裸露的 DNA 构成的拟核区）	具完整的细胞核 （具核膜、核仁、染色体等）
核糖体	70S 的颗粒	80S 的颗粒

2. 功能的比较（表 2-1-2）

表 2-1-2　原核细胞与真核细胞功能的比较

细胞类型 比较项目	原核细胞	真核细胞
细胞分裂	二分裂 （因无中心体，不能形成有丝分裂器）	有丝分裂
蛋白质的合成	连续进行	非连续进行

3. 细胞与真核细胞的共同点

原核细胞与真核细胞虽然有许多不同点，但是它们都是构成其相应生物的基本单位，故它们的共同点是主要的，主要包括以下几个方面。

（1）细胞膜：都具有细胞膜，其膜的组成与功能也相似。

（2）遗传：遗传信息都储存在 DNA 中，即两者都存在遗传物质——DNA。

（3）独立生活：两者都具有独立进行生命活动的能力。

（4）遗传密码、代谢酶系：两者之间的遗传密码和某些代谢酶系也是基本一致的。

以上几点说明了原核细胞与真核细胞在进化上具有一定的相关性和一致性。一般认为真核细胞由原核细胞进化而来。

第二节　细胞膜

一、细胞膜与细胞表面

细胞膜是指包围在细胞周围的一层薄膜，又称为质膜。它的厚度为 7～10nm，由于分辨率的限制，在光学显微镜下看不到细胞膜的结构，仅可看到它的大概界限。在低倍电镜下，它呈一致密的细线；在高倍电镜下它呈现出“两暗一明”三夹板似的单位膜结构（图 2-2-1）。这种结构不仅细胞膜存在，在细胞质中的一些细胞器也是由这种单位膜结构构成的，如线粒体、溶酶体、高尔基体、内质网、核膜和过氧化氢体等。现在一般把细胞质中这些在结构、功能及发生上具有一定联系的膜性结构称为内膜系统，又将细胞膜和内膜系统总称为生物膜。

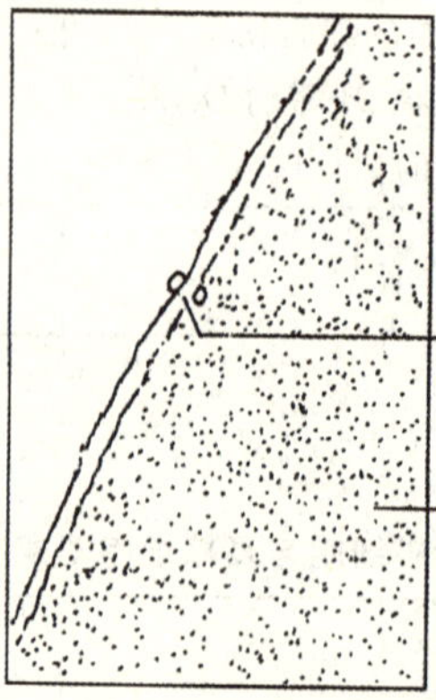

图 2-2-1　电镜下人红细胞膜

细胞表面是一个复合的结构体系。细胞膜是细胞表面的主体结构，它与质膜外侧的细胞外被和质膜内侧的胞质溶胶层共同组成了细胞表面(图 2-2-2)，是一个多功能体系。细胞表面不仅对细胞有一个保护的作用，而且还与细胞膜的多种功能有关。如物质的转运、信号传递、能量转换以及细胞的识别、粘着、运动迁移等生理功能有关。

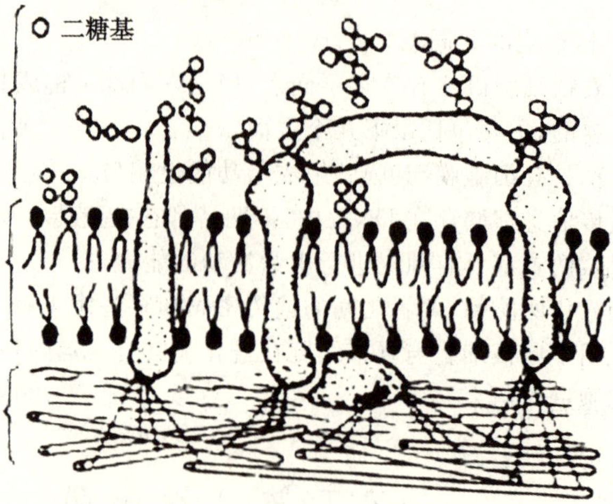

图 2-2-2　细胞表面结构示意图

二、细胞膜的化学组成

细胞膜具有各种复杂而重要的功能，其基础在于它的化学组成和结构。在各种不同类型的细胞中，细胞膜的化学组成基本相同，即主要由脂类、蛋白质、糖类组成。3 种成分的比例在不同的膜中有很大的变化，但对大多数细胞来说，脂类占 50%，蛋白质占 40%～50%，糖类占 1%～10%。

1. 膜脂

生物膜上的脂类统称为膜脂。它主要包括 3 种：磷脂、胆固醇、糖脂。其中以磷脂含量最多。

构成生物膜的膜脂分子均为兼性分子(或双亲媒性分子),即它们都是有一个亲水的极性头部和一个疏水的非极性尾部组成。由于它的这一个特点,因此它们在水溶液中能自发形成脂双分子层,疏水尾朝内,极性头朝外,由脂双分子排列成连续的双分子层组成了生物膜的基本骨架(图 2-2-3)。

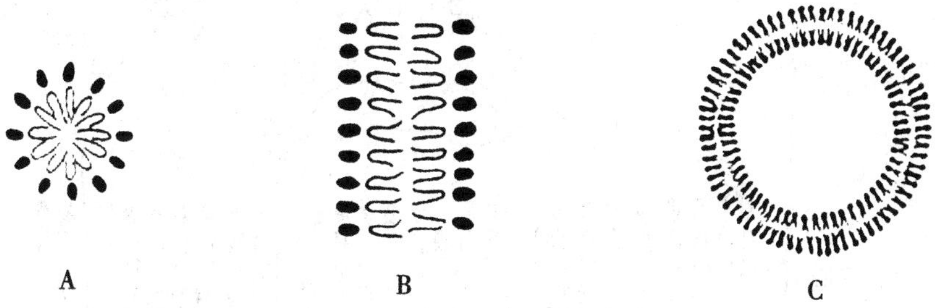

图 2-2-3 **脂分子的排列特性**

A. 分子团; B. 双分子层; C. 脂质体

(1)磷脂

磷脂是构成细胞膜的主要脂质。它包括磷脂酰胆碱(卵磷脂)、磷脂酰乙醇胺、磷脂酰丝氨酸和鞘磷脂。均为双亲媒性分子。

(2)胆固醇

胆固醇在原核细胞和植物细胞中基本没有,而在真核细胞中含量较多。分子数和磷脂分子之比,多者可达 1∶1。也为双亲媒性分子。

(3)糖脂

糖脂在所有的动物细胞的细胞膜中都有,约占脂双分子层外层脂质分子的 50%,含量依细胞类型而定。它也为双亲媒性分子。

2. 蛋白质

蛋白质是细胞膜最为重要的组分,它们在膜上具有特定的功能,如果膜缺少蛋白质就无功能活性。膜蛋白质也为双亲媒性分子。在构型上多为球形蛋白,有的为单体,有的为二聚体,也有的为多聚体。根据其在膜上的位置不同可分为以下两类:

(1)镶嵌蛋白

镶嵌蛋白是膜功能的主要承担者,占膜蛋白的 70%~80%,一般在功能复杂的细胞中较多,反之较少。也为双亲媒性分子,可不同程度地嵌入双分子层中。有的贯穿整层,有的深埋入膜内。

(2)周边蛋白

周边蛋白约占膜蛋白的 30%,主要附着于细胞膜的内表面。由于周边蛋白具有肌动蛋白和肌球蛋白的性质,能产生收缩作用,因而它与细胞的胞吞作用、细胞变形运动以及细胞分裂时的胞质与胞膜分隘作用有关。又由于一些周边蛋白可与镶嵌蛋白露出于膜表面的部分相连,故周边蛋白的收缩作用也可调节镶嵌蛋白的位置。

3. 糖类

糖类位于膜的外表面。它主要与膜蛋白和膜脂相结合,以糖蛋白、糖脂的形式存在。由糖蛋白和糖脂一起构成糖萼或细胞外被。糖萼或细胞外被通常是指真核细胞表面富含糖类的外围区域，实际上它是细胞间互相识别、粘着、信号传递、免疫应答等功能的分子学基础。同样它们也是双亲媒性分子(图 2-2-4)。

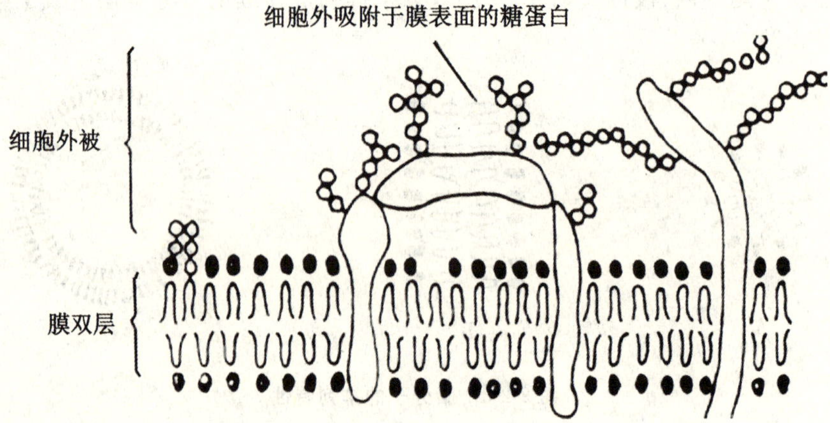

图 2-2-4 膜糖类和细胞外被

三、细胞膜的分子结构

1. 细胞膜的分子结构

细胞膜之所以具有复杂的功能，这与它的组成和组成成分间的巧妙搭配——细胞膜的分子结构有密切关系。

对于细胞膜分子结构的研究，多年来一直是学者们最为重视的课题之一。从 1931～1977 年，科学家们先后提出了几个较为重要的细胞膜的分子结构模型，如片层结构模型、单位膜模型、液态镶嵌模型(或流动镶嵌模型)等。其中被人们最为认同的是液态镶嵌模型。

2. 液态镶嵌模型

液态镶嵌模型是 1972 年 Singer 和 Nicolson 提出的。该模型认为：生物膜是一种流动的、镶嵌有蛋白质的脂类双分子层结构。其基本内容概括为以下几点：①流动的脂质分子排成双层，构成生物膜的基本骨架；②蛋白质分子以不同的方式镶嵌或联结于脂双分子层上；③糖类分子分布在脂双分子层的外层，以糖脂或糖蛋白的方式存在；④膜的两侧结构是不对称的；⑤膜脂和膜蛋白质具有一定的流动性。该模型主要强调了膜的流动性和膜两侧组成的不对称性以及球蛋白与脂双分子层的镶嵌关系(图 2-2-5)。

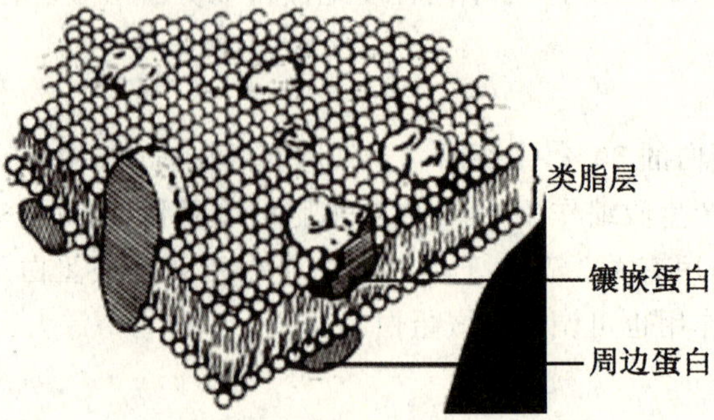

图 2-2-5 流动镶嵌模型

液态镶嵌模型可以解释许多膜中发生的现象，但没有说明具有流动性的细胞膜在变化过程中怎样保持膜的相对完整和稳定性。因此 1975 年和 1977 年又有人分别提出了晶格镶嵌模型和板块镶嵌模型，对膜的流动性的分子基础作了补充。

晶格镶嵌模型认为生物膜中的类脂在可逆地进行无序（液态）和有序（晶态）的相变，膜蛋白对类脂分子的运动具有限制作用。镶嵌蛋白和其周边的类脂分子形成膜中晶态部分（晶格），而具有流动性的类脂成小片的点状分布，因此类脂的流动是局部的，并非整个的类脂双分子层都在流动，这就比较合理地说明了生物膜既具有流动性又具有相对完整性及稳定性的原因。

板块镶嵌模型认为在流动的脂双层中存在许多大小不同、刚性较强的能独立移动的类脂板块（有序结构的板块），在这些有序结构的板块之间被流动的类脂区（无序结构的板块）分开。这两者之间处于一种连续动态平衡之中，因而生物膜是由不同流动性的板块镶嵌而成的动态结构。

四、细胞膜的特性

由于膜成分的独特理化性状和膜的特定分子结构，赋予了膜的不对称性和流动性。

1. 不对称性

细胞膜的不对称性是指膜内外组分分布、结构及功能上的差异。人们把这种差异称为细胞膜的不对称性。例如红细胞膜的冰冻蚀刻实验证明，膜两侧裂面上颗粒分布有明显的差异，其内层多于外层。其次，对类脂分子的化学分析表明，一般含氨基酸的脂类分子主要分布在内层，而含胆碱的磷脂主要分布在外层。另外，糖类分子只在膜的外层才有，而内层没有它的分布。因此，基于这几点，我们认为细胞膜内外两层的组分分布是不对称的，由于它的不对称从而使膜的功能产生了方向性，导致了膜内外两侧具有不同的功能。

2. 流动性

(1)概念

膜的流动性是指组成膜的分子的运动。在生理常温下，膜脂质多呈液晶态，当温度下降到某一点时，液晶态变为晶态，温度上升时晶态又可转为液晶态。这一引起相变的温度称为相变温度。在相变温度或以上时，膜脂质呈液晶态，其处于一相对有序的流动状态，嵌入其中的膜蛋白也处于流动状态。这是生物膜极为重要的特性，由于它们的流动便可协同完成生物膜的各种功能。

(2)运动方式（图 2-2-6）

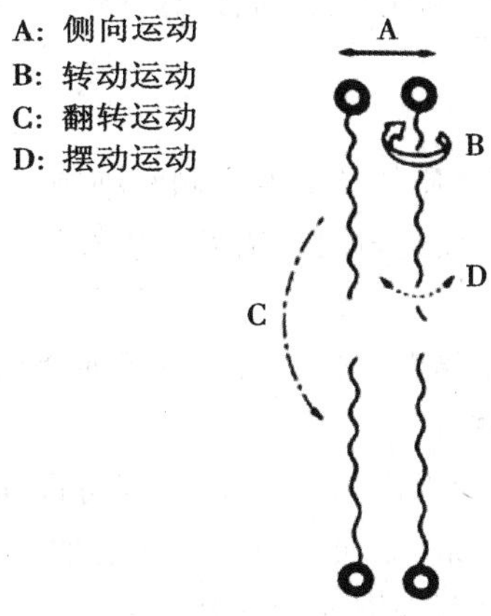

图 2-2-6　膜脂分子的几种运动方式

(3)影响膜分子运动的因素

影响膜分子运动的因素很多，主要决定于胆固醇、脂类组分、温度和蛋白质的含量等。

①胆固醇。在真核细胞的细胞膜中，含有大量的胆固醇。在相变温度以上，胆固醇可以限制膜的流动性；在相变温度以下，又可干扰脂质分子有序性的出现，防止低温时膜流动性的突然降低。

②脂肪酸链的长短与不饱和度。短链能降低脂肪酸链尾部的相互作用，可促进膜的运动；长链则增加分子的有序性，使流动性降低。饱和脂肪酸链直而不易弯曲，故流动性差；不饱和脂肪酸链的双键处易于弯曲，使脂质分子尾部难以相互靠近，彼此排列疏松，故可增加膜的流动性。

③环境温度。环境温度的变化，对膜的流动性有很大的影响。一般规律是随着温度的升高，流动性增大；反之，则降低。

④膜蛋白。膜蛋白的含量越多，膜的流动性越低；膜蛋白的含量越少，膜的流动性越强。

五、细胞膜的功能

细胞膜的基本功能是保持细胞有相对独立和稳定的内环境，此外它也是细胞膜内外物质流、信息流、能量流的门户。

(一)细胞膜与物质运输

细胞要新陈代谢，必须与外界进行活跃的物质交流。即新陈代谢所需的各种物质不断地摄入细胞内，细胞内的新陈代谢产物及时地分泌或排出细胞外。这些物质交换过程都是通过细胞膜来实现的。

细胞膜的物质交换过程是有选择性地进行着的。如果细胞膜的选择性通透作用异常将会产生病理状态，甚至导致细胞死亡。

细胞膜的物质运转机制概括起来，主要有穿膜运输(离子与小分子的运输)和膜泡运输(大分子与颗粒物质的运输)两大类方式。

1. 穿膜运输

穿膜运输是小分子物质和离子穿过细胞膜的运输方式。细胞膜允许某些物质穿过的性质称为膜的通透性。膜的通透性最显著的特点是它的选择性，它对物质的运输可以是被动的，也可以是主动的(图 2-2-7)。

(1)被动运输

不需消耗细胞代谢的能量，将物质从高浓度一侧经细胞膜转运至浓度低的一侧的物质运输方式我们把它称为被动运输。被动运输可分为简单扩散、闸门通道扩散和帮助扩散 3 种。

①简单扩散

人们把不需要消耗能量和不依靠专一性膜蛋白分子而使物质顺浓度梯度从膜的一侧转运到另一侧的运输方式称为简单扩散。

脂溶性物质，如苯、乙醇、甾类激素以及 O_2 和 N_2 等可以通过脂双分子层按此方式扩散。有些不带电的极性小分子，如水、尿素、甘油、CO_2 等，它们的分子量小，且为双极性，因而也能穿过脂双分子层的磷脂分子的极性头部进入脂双分子层(图 2-2-8)。

②闸门通道扩散

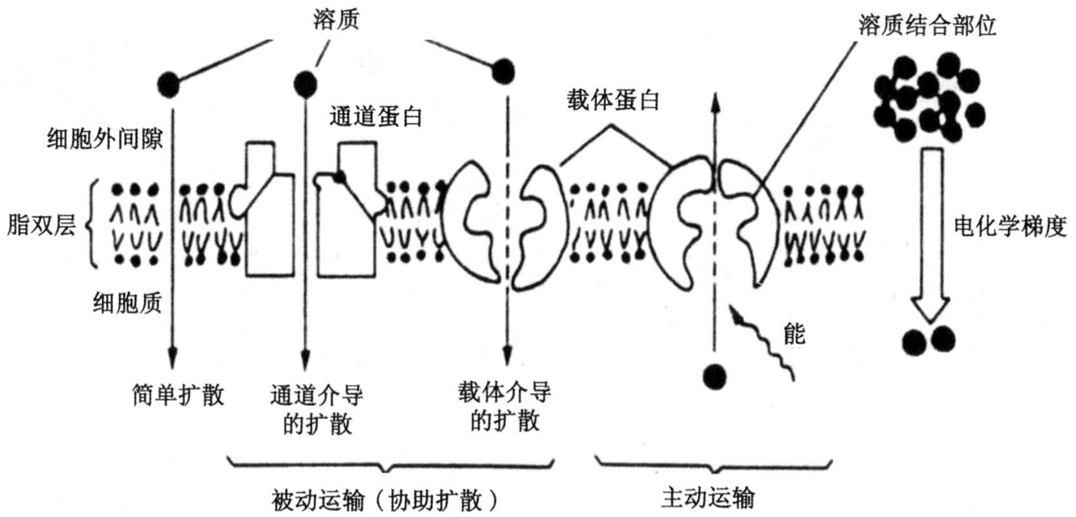

图 2-2-7 被动运输与主动运输

离子或小分子物质顺浓度梯度经过闸门孔道扩散到细胞膜的另一侧的物质运输方式称为闸门通道扩散。其运输过程需要通道蛋白的参与。通道蛋白是细胞膜中镶嵌的一种贯穿整层的运输蛋白。它分为两类。

一类是可持续开放的通道蛋白，其上有 0.35～0.8nm 的小孔，小孔可持续开放，一些亲水基团镶在小孔的表面，因而能使水和一些大小适宜的分子与带电荷的溶质经此小孔从膜的一侧以简单扩散的方式转运到膜的另一侧。

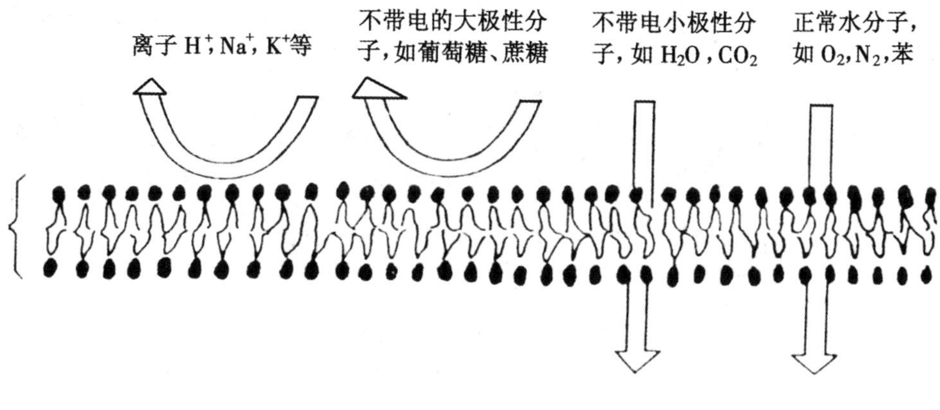

图 2-2-8 人工脂质双层膜对各种物质的通透性

第二类是闸门通道蛋白，其孔道的开放是不连续的，仅在对特定刺激发生反应的瞬间才开放，其他时间都是关闭的。通道的开放与关闭受通道的闸门控制，其控制机制还不是很清楚。如钾离子的闸门通道运输。当细胞内游离钙离子浓度增加时，可启动钾离子的闸门通道开放。但它的开放常常只有几毫秒的时间，在许多情况下闸门能迅速自动关闭(图 2-2-9)。

③帮助扩散

凡是借助于载体分子的帮助顺浓度梯度的物质运输方式称为帮助扩散。所谓载体分子是

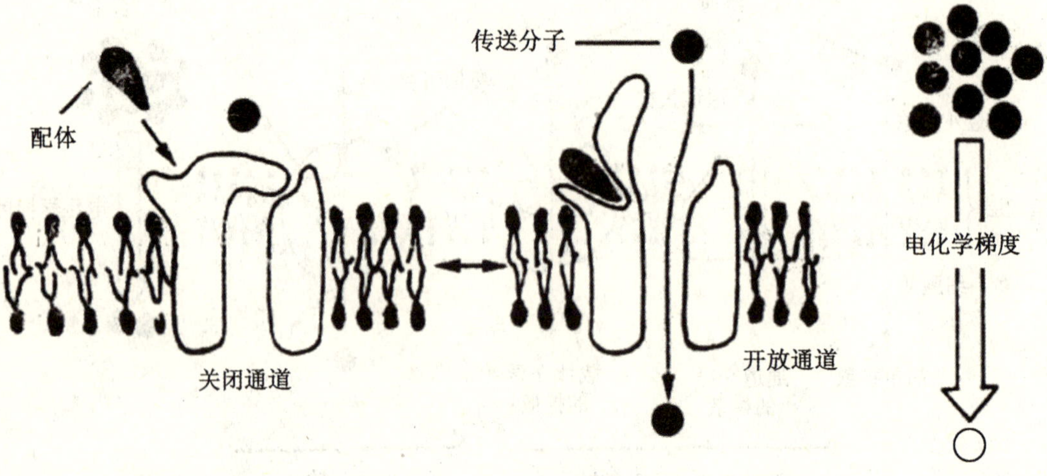

图 2-2-9 闸门通道运输

指镶嵌于细胞膜上与某种物质运输有关的蛋白质，一般称其为载体蛋白。载体有高度的特异性，其上有结合点，能特异地与某一种物质进行暂时性的可逆结合。载体与物质结合后，可能是通过载体蛋白构象发生可逆性的变化来实现物质的转运的。

一个特定的载体能运输一类化学物质或离子。一些亲水性的物质，如葡萄糖、氨基酸、核苷酸和许多无机离子等都可通过此方式运输(图 2-2-10)。

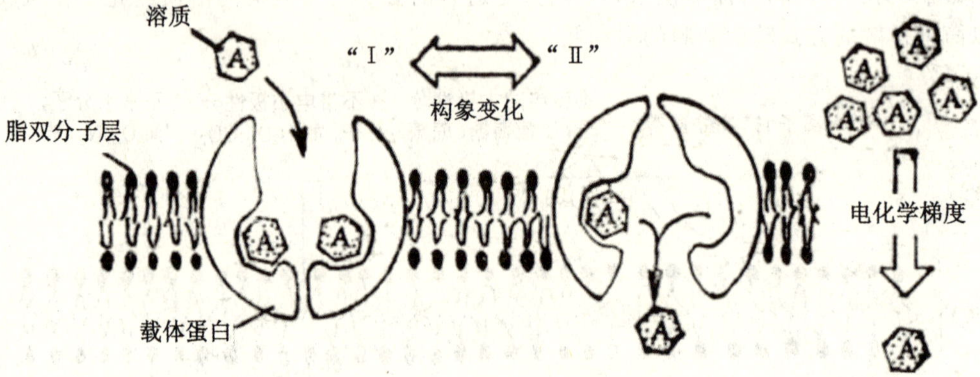

图 2-2-10 帮助扩散示意图

(2)主动运输

主动运输是指消耗生物能，并借助于镶嵌在细胞膜上的专一性很强的载体蛋白，把物质逆浓度梯度经细胞膜转运的过程。

关于主动运输的机制，近年来发展了泵的概念。即靠泵的作用挤出或抽入某种被运输的物质。例如钠钾离子的主动运输，就是靠镶嵌于细胞膜脂双分子层中的能将钠钾离子逆浓度梯度运输的一种运输蛋白，我们将其称为“钠钾泵”(Na^+—K^+—pump)，又称钠泵。

实际上钠钾泵的实质为 Na^+—K^+ ATP 酶(Na^+—K^+ ATPase)，具有载体和酶的双重作用。一般认为它是由大小两个亚基组成。大亚基为贯穿膜全层的脂蛋白，为此酶的催化部位，大亚基的细胞质侧(膜内侧)有与 Na^+ 和 ATP 结合的位点,外侧有与 K^+ 和鸟苯苷结合的位点,鸟苯苷为 Na^+—K^+ ATP 酶的抑制剂;小亚基为细胞膜外侧半嵌合糖蛋白,其作用机制尚不清楚,但如将大小亚基分开,酶活性即丧失(图 2-2-11)。

Na^+—K^+ ATP 酶为依赖于 Na^+—K^+ 的 ATP 酶,在钠钾离子存在时,它分解 1 个分子的 ATP,产生的能量运送 3 个 Na^+ 离子从细胞内低浓度侧到细胞外高浓度侧,同时将 2 个 K^+ 离子从细胞外低浓度侧运到细胞内高浓度侧。运转的过程主要靠 Na^+—K^+ ATP 酶构象的变化来完成。

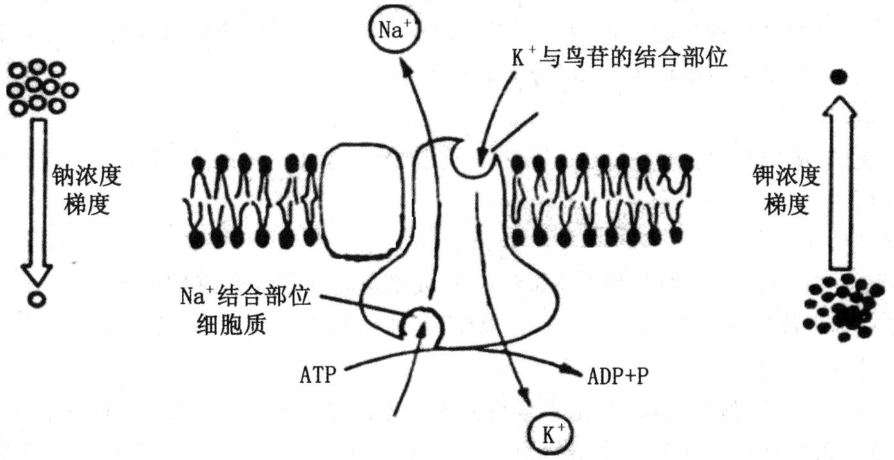

图 2-2-11　Na^+—K^+ 泵示意图

在正常生理条件下,人红细胞内 K^+ 离子的浓度为血浆中的 30 倍,细胞内 Na^+ 离子的浓度比细胞外低 13 倍,但 K^+ 离子仍可由血浆进入细胞内,Na^+ 离子也可有细胞内转运到血浆中。

事实上,有些被动运输的物质也可进行主动运输,主动运输消耗的能量加速了物质的吸收率,它比只由被动运输要快得多,大约要快 10 000 倍,例如肠道中葡萄糖的吸收。

2. 膜泡运输

由于一些大分子与颗粒物质不能通过细胞膜的渗透进行运输,而必须被包裹在膜围绕的小泡中进行运输,这种运输方式我们称为膜泡运输。根据物质运输的方向不同,膜泡运输有可分为两大类:一类为胞吞作用,另一类为胞吐作用(图 2-2-12)。

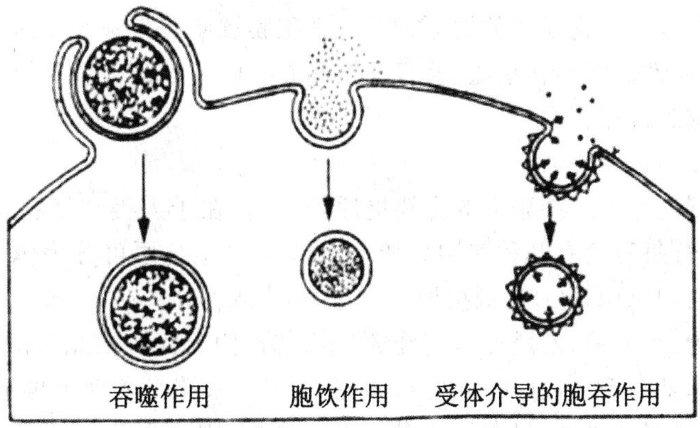

图 2-2-12　胞吞作用的 3 种方式

(1)胞吐作用

细胞内的代谢产物由膜泡包裹形成分泌囊泡向外移，并与细胞膜融合，将内含物释放到细胞外的过程称为胞吐作用，例如胰岛素的运输。胰岛素在胰岛细胞粗面内质网合成之后，经高尔基复合体加工、包装形成分泌囊泡，在接受细胞外信号后，分泌囊泡向外移，并与细胞膜融合，向细胞外腔开放，将胰岛素释放到细胞外。这个过程就称为胞吐作用。

(2)胞吞作用

细胞摄入的物质被细胞膜逐渐包裹，然后内陷，与细胞膜分离形成含有摄入物质的囊泡，进入细胞质，这个过程称为胞吞作用。胞吞作用根据摄入物形成囊泡直径大小的不同、摄入物进入方式的不同(是否有受体参加)可分为3种类型。

①胞饮作用

指细胞的“喝”与“饮”。吞入的液体和溶质形成的囊泡直径小于150nm。大多数细胞具有胞饮作用。

②吞噬作用

指细胞的“吃”。吞入的大颗粒，如微生物或细胞的残渣，形成的囊泡的直径一般大于250nm。只有少数特化了的细胞才具有吞噬作用，如白细胞、巨噬细胞等。

③受体介导的胞吞作用

指一些运输到细胞内的物质，先要与膜上的受体特异结合，然后通过膜的内陷形成吞入囊泡，将物质摄入细胞。这种胞吞作用称为受体介导的胞吞作用。它一般是在细胞膜的特定区域进行，例如，低密度脂蛋白(LDL)的运输。在LDL颗粒的运输过程中，首先在细胞膜特定部位上的受体与LDL颗粒结合，形成有被小窝(细胞膜内侧由笼形蛋白形成的毛状结构)，有被小窝的寿命不长，1分钟后即内陷入细胞，与细胞膜脱离形成有被小泡，有被小泡寿命更短，几秒钟内即失去其笼蛋白外衣，而与细胞内囊泡(内体)融合，最后将内含物转运至溶酶体(图2-2-13)。

受体介导的胞吞作用是一种选择性的浓缩机制，能使细胞摄入大量特定的配体，而不需要摄入大量的细胞外液。因此它具有高度的特异性，并且可大大提高内吞效率。

(二)细胞膜与抗原

凡能刺激机体免疫系统(脾、骨髓、胸腺和淋巴细胞)产生各种生理和病理过程的异物分子，统称为抗原。

细胞膜抗原指位于细胞膜上的抗原物质。细胞膜抗原多为镶嵌在细胞膜上的糖蛋白和糖脂，具有特定的抗原性。它们在输血、器官移植和肿瘤研究中都有重要的意义。下面介绍两种与医学有关的细胞膜抗原。

1. ABH(O)血型抗原

ABH(O)血型抗原是红细胞上的主要抗原，它是存在于人类红细胞膜上的糖脂。目前已发现有若干种类，且每种又有几种亚型。如ABH(O)血型抗原可分为A型、B型、O型和AB型4种亚型。现已知ABH(O)血型抗原有一个共同的结构基础——4个单糖组成的寡糖链。它们的排列顺序为：半乳糖、乙酰氨基葡萄糖、半乳糖、葡萄糖。在此基础上，如其末端的半乳糖上接一个岩藻糖则为H抗原(O型血)；如在H抗原末端半乳糖上再接一个乙酰氨基半乳糖则为A抗原(A型血)；如在H抗原上接一个半乳糖，则成为B抗原(B型血)；如在H抗原末端半乳糖上分别有乙酰氨基葡萄糖和半乳糖时，则成为AB血抗原(AB血型)。

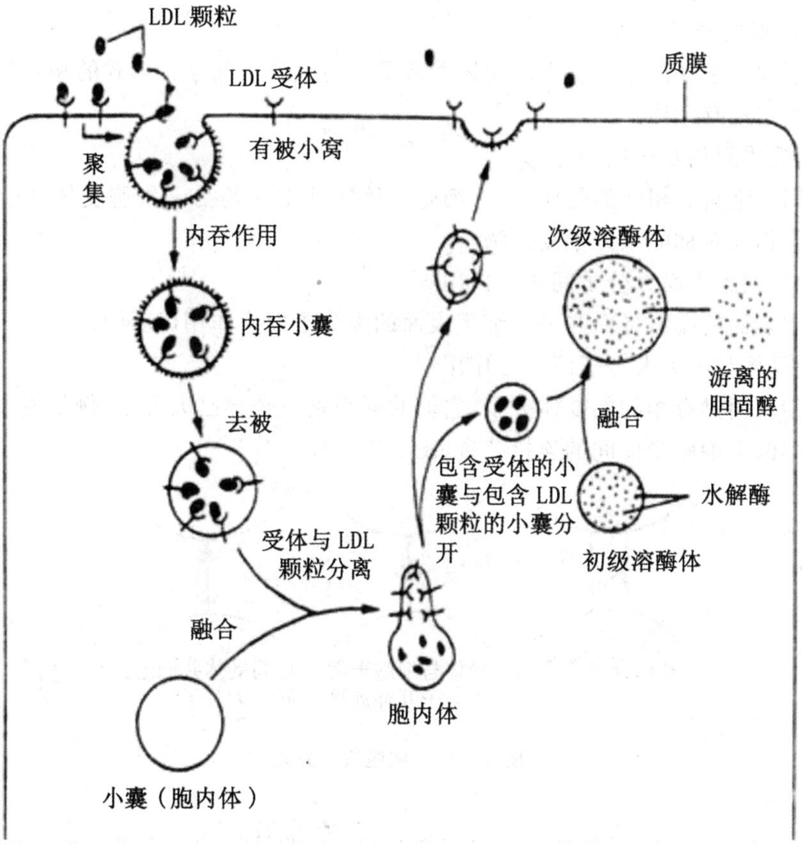

图 2-2-13　受体介导的LDL颗粒胞吞过程示意图

由于不同血型的人其红细胞膜上的抗原物质有差异，因此在输血时我们要特别注意血型间的关系，以免导致输血反应的发生。

实际上，ABH(O)血型抗原不仅存在于红细胞膜上，还广泛分布在人体组织细胞和体液中。

2. 组织相容性抗原

组织相容性抗原是指存在于组织细胞膜上的抗原，能引起个体间组织器官移植排斥反应的抗原称组织相容性抗原，它们广泛存在于各种组织细胞的细胞膜上，现已知道的主要组织相容性抗原有140多种，可组成各种不同的组织型，它们代表个体的特征。当异体器官移植时，若组织型不相容时，则出现免疫排斥反应。目前普遍认为人的白细胞抗原(HLA)作为一种移植抗原，与同种或异种器官移植排斥反应有密切关系。

(三)细胞膜与细胞识别

1. 细胞识别

细胞识别是指细胞间相互辨认和鉴别，以及对自己和异己物质分子的认识现象。细胞识别现象在生物界普遍存在，它是细胞膜的主要功能之一，许多重要的生命活动都与细胞识别有密切关系。例如受精过程是精、卵之间相互识别的过程，具有物种的特异性，只有同种类精子和卵子才能够互相接触而结合。另外，血液中的白细胞能将侵入的细菌吞噬，但从不吞噬血液中自体的正常细胞，这是异种间的细胞识别。

2. 细胞识别的分子基础

细胞识别的分子基础是细胞表面受体间或受体与大分子间互补形式的相互作用。目前认为可能的作用方式有 3 种。

(1)相同受体间相互作用

两种不同细胞具有相同的受体，一个细胞受体转动 180°与另一细胞受体结合。在两个细胞间形成一个相互对称的双分子复合物。

(2)受体与细胞表面大分子间相互作用

一个细胞表面的受体蛋白与另一细胞表面的大分子发生作用(互补)。

(3)相同受体与游离大分子间相互作用

所有细胞表面具有相同的受体分子，它们共同识别一个异己大分子(例如凝集素分子)，这个大分子如同两个细胞受体间的连接装置(图 2-2-14)。

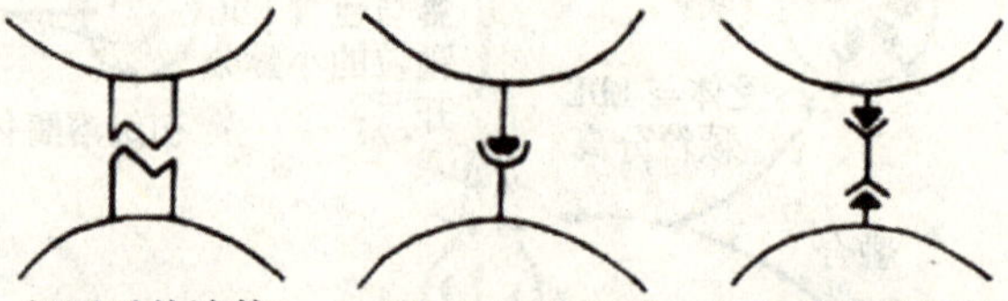

图 2-2-14 细胞识别方式

细胞通过膜受体的作用，细胞认识自我和非我。细胞认识的结果将引起不同的细胞反应。

3. 细胞识别引起的细胞反应

细胞识别引起的细胞反应大致有 3 种类型。

(1)由细胞识别导致配体进入胞内，例如受体介导的胞吞作用。

(2)由细胞识别导致细胞间的粘着。此为配子间结合、病原菌侵入等生物学过程的起始步骤。

(3)由细胞识别导致信息的跨膜传递。不同类型的信号分子与细胞表面受体识别，在细胞内产生第二信使，启动一系列生物学效应。

(四)细胞膜与信号传导

1. 概念

(1)配体

指细胞外的信号分子(包括激素、神经递质、抗原、药物以及其他有生物活性的化学物质)，它们能与受体特异结合，通过受体介导作用，对细胞产生效应。这些信号分子称为配体。

(2)受体

指能识别配体，并与之结合，从而引起胞内效应的一种细胞的生物大分子。

2. 受体的类型

(1)膜受体

位于细胞膜上的受体称为膜受体。其多为膜上的功能性糖蛋白。也有糖脂组成的(如霍乱毒素、百日咳毒素),有的是糖脂和糖蛋白组成的复合物(如促甲状腺激素受体等)。

(2)胞内受体

位于细胞质、细胞核或胞内膜上的受体称为胞内受体。

3. 膜受体的功能

(1)功能

膜受体的功能是识别配体,并与之结合,将胞外信号转变成胞内信号,引起胞内效应。

(2)同一配体与不同组织受体间的关系

同一配体与不同组织细胞上的受体结合,产生的效应不同。例如配体乙酰胆碱可引起心肌细胞舒张,骨骼肌细胞收缩,分泌细胞分泌。这可能也是药物产生副作用的原因之一。

2. 信号跨膜传递的机制

信号跨膜传递的机制在不同细胞上可以有很大的差异,但就绝大多数组织细胞来说,信号跨膜传递的分子机构可分为:cAMP 信号体和甘油二酯、三磷酸肌醇和 Ca^{2+} 的信号体系。下面主要通过介绍 cAMP 信号体系来阐述信号跨膜传递的机制。

cAMP 是动物细胞内最普遍的信使,最初从骨骼肌和肝细胞糖原的代谢中被发现。当这些细胞被置于含有肾上腺素的溶液中时,细胞中的糖原被分解。实验证明,在 ATP 存在下,肾上腺素作用于细胞膜上的 β 受体,活化膜上的腺苷酸环化酶(Ac),分解 ATP,在胞内产生 cAMP,而 cAMP 则介导某些激素产生胞内效应。现在我们就以肝细胞中糖原的分解为例来讲解这个问题(图 2-2-15)。

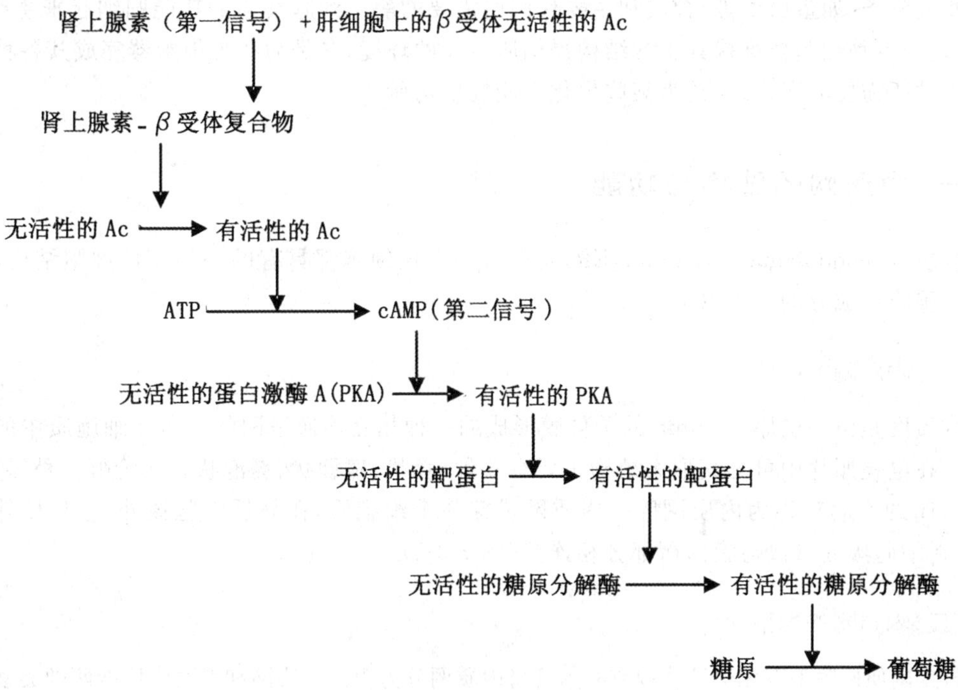

图 2-2-15 信号跨膜传递示意图

从图 2-2-15 中我们可以看出肾上腺素作为信号分子,它并没有进入细胞内,但却通过第二信号分子 cAMP 含量的增加,引起胞内的糖原发生了分解,即产生了胞内效应。故这种信号的传递方式我们称之为信号跨膜传递。当糖原被降解后，细胞内的另一种酶——环核苷酸磷酸二酯酶(BED)可快速降解cAMP，生成5'-AMP，使细胞内的cAMP水平下降，适宜地终止cAMP的作用。

第三节　细胞质

细胞质是细胞膜内、细胞核外的区域。它是细胞内完成各种主要生命活动的基地。细胞质主要由两大部分组成：一部分为细胞器，它包括膜性细胞器和非膜性细胞器两类；另一部分为细胞基质。

大多数细胞器是真核细胞所特有的结构。非膜性细胞器包括核糖体、中心体、细胞骨架、鞭毛、纤毛等；膜性细胞器包括内质网、高尔基复合体、溶酶体和过氧化氢体等。其中膜性细胞器的出现为细胞内的生物化学反应提供了足够的表面积，并且这些细胞器都是由膜包裹、互相分隔的封闭性结构，各具备一套独特的酶系，可互不干扰地执行着专一的生理功能。实际上细胞正常的生命活动就是依赖于这些细胞结构间的互相协调，共同作用来完成的。

膜性细胞器和大多数的非膜性细胞结构分布于细胞基质中。基质是细胞质中除各种细胞器和内容物以外较为均质而半透明的胶体部分。细胞基质含有水、无机离子(K^+，Na^+，Cl^-，Mg^+，Ca^{2+}等)、脂类、糖类、氨基酸、核苷酸及其衍生物等。除此之外，还含有大量的酶，它们是一些大分子(如蛋白质等)合成和主要代谢所需要的酶。细胞基质的功能归纳起来主要有3点：一是为各种细胞器维持其正常结构提供所需要的环境；二是为各种细胞器完成其各种功能活动提供所需要的底物；三是为某些生化反应提供场所。

一、内质网的结构与功能

内质网(endoplamic reticulum，ER)是所有的真核细胞都具有的一种膜性细胞结构，它占整个细胞膜性成分的一半以上。

(一)内质网的结构

内质网是由一层厚5～6nm的单位膜形成的一种相互连通呈网状分布在细胞质中的膜性结构。在电镜照片中可见其形态结构主要有3种：管状、扁囊状、囊泡状。无论哪一种形态，其被膜封闭的空间都称为内质网腔。内质网贯穿整个细胞质，在靠近细胞核处，它与核外膜相连；靠近细胞膜处可以与膜内褶部分相连接(图2-3-1)。

(二)内质网的类型

根据内质网膜上有无核糖体颗粒的附着将内质网分为粗面内质网和滑面内质网两种类型。

1. 粗面内质网(rough endoplamic reticulum，RER)

膜上有核糖体颗粒附着，显示表面粗糙的内质网称为粗面内质网。在分泌旺盛的细胞(如胰腺细胞和浆细胞)中，粗面内质网特别丰富。它多呈扁平囊排列。

2. 滑面内质网(smooth endoplamic reticulum，SER)

膜上无核糖体颗粒附着，表面光滑的内质网称为滑面内质网。它多呈管状结构。

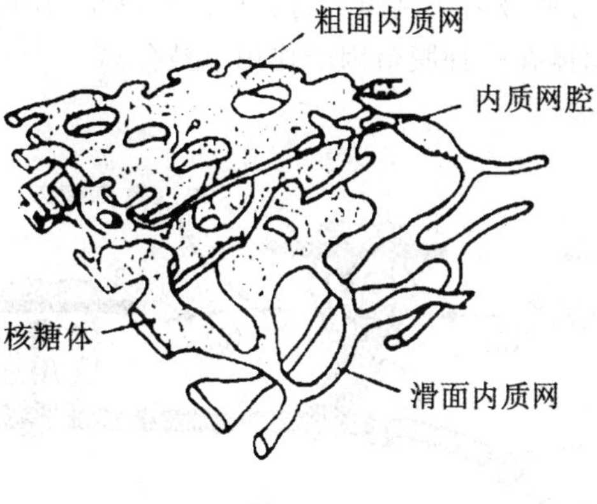

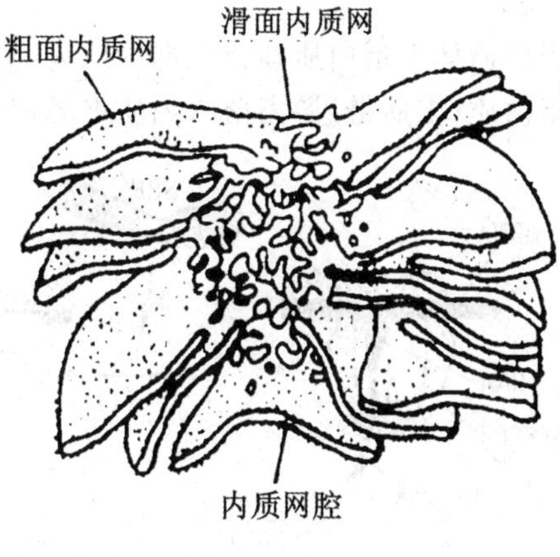

图 2-3-1　内质网的结构

（三）内质网的功能

内质网是一个复杂的膜系统，它将细胞基质分隔成许多不同的小区域，使细胞一些生化活动在特定的环境中进行。为了便于研究内质网的结构与功能，科学家们用蔗糖密度梯度离心法来获得研究内质网的小型材料。用此方法将细胞匀浆进行离心，内质网将断裂成许多封闭小泡，此小泡称为微粒体。它的直径约为 100nm。附有核糖体的微粒体为粗面微粒体，无核糖体附着的为滑面微粒体。微粒体虽然在离心过程中产生，不再是真正的内质网，但它仍有内质网的基本特点，粗面微粒体还具有蛋白质合成的能力。所以微粒体是一个极好的研究材料。研究内质网常常用它。

内质网不仅与细胞蛋白质的合成、脂类代谢、糖类代谢、物质交换及解毒作用等有密切关系，又对细胞起着支架作用。由于内质网有两种类型，因此在完成其功能时有所分工。其共同作用是起细胞的网状支架作用，粗面内质网承担外输性蛋白质的合成。滑面内质网为多功能结构。在不同的细胞中表现不同，如在肝细胞中，它是合成脂类的场所，同时又对有害代谢产物以及药物有解毒作用。在骨骼肌细胞中 SER 又被称为肌浆网，它能释放和收回钙离子调节肌肉的收缩运动。但 SER 与细胞内蛋白质的代谢无关。

（四）核糖体的附着——信号肽假说

附着在粗面内质网上的核糖体和游离在细胞质中的核糖体，都具有相同的结构和功能。来自核内的 mRNA，在细胞质中与游离核糖体结合形成多聚核糖体，并在核糖体上先合成一小段多肽链，凡是带有这一小段额外多肽链的核糖体可移向并附着在内质网上。这一小段多肽链有 15～30 个氨基酸，它是个信号分子，称为信号肽，是附着核糖体的一个标记，含有此信号分子的核糖体可被引向内质网膜上。

带有信号肽的核糖体是如何与内质网结合的呢？研究证实，当游离核糖体一旦合成信号肽，即被细胞质中一种信号识别颗粒（signal recognition particle，SRP）识别而结合。在内质网上有识别 SRP 的受体，称为 SRP 受体。带有 SRP 的信号肽核糖体与 SRP 受体结合，定向安置在内质网膜上后，进行蛋白质合成。与此同时 SRP 即离开核糖体，回到细胞质中参加再循环(图 2-3-2)。

当核糖体上蛋白质即将全部合成完之前,信号肽被内质网膜上特异性的水解酶切断,使成熟的蛋白质(多肽链)游离落入内质网腔内。核糖体在一种脱落因子作用下被分离。

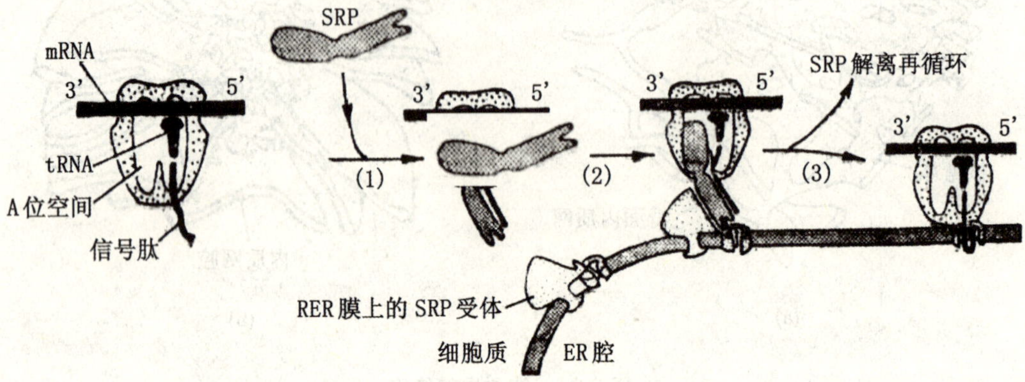

图 2-3-2　SRP 与 SRP 受体协同作用

二、高尔基复合体的结构与功能

高尔基复合体(golgi complex,Gc)普遍存在于各种动植物细胞中,是细胞内一种固定的细胞器,它在细胞的蛋白质加工和分泌过程中有着重要的作用。

(一)高尔基复合体的形态与结构

高尔基复合体是由一层单位膜构成的比较复杂的膜性结构,典型的高尔基复合体由 3 部分组成。

1. 扁平囊泡

一般由 3～8 层略弯曲的扁平囊膜平行排列而成。凸出的一面向着核或内质网一侧,称为形成面或顺面,其囊膜较薄(6nm)与内质网膜相似;凹面向着质膜的一侧,称为成熟面或反面,囊膜较厚(约 8nm),与质膜相似。

2. 小囊泡

小囊泡的直径为 40～80nm,常散布于扁平囊的形成面,一般认为它是 RER 芽生而来,把 RER 合成的蛋白质转运到扁平囊上,并使扁平囊不断得到补充、更新,故也称为转移小泡。

3. 大囊泡

大囊泡的直径为 100～500nm,膜厚 8nm,由扁平囊末端或者是成熟面末端膨大脱落而成,内含浓缩、加工的分泌产物,故称为浓缩泡或分泌泡。

显然,Gc 是一种动态的结构。一方面,来自 RER 的小泡不断并入高尔基复合体的扁平囊;另一方面,大泡又不断地从扁平囊的方面脱落,使扁平囊得以不断更新。由此不难看出,内质网、小囊泡、扁平囊泡、大囊泡和细胞膜之间存在着一种膜移动的动态平衡(图 2-3-3)。

(二)高尔基复合体的数目与分布

不同类型的细胞,Gc 的数目和分布也不同。在分泌功能旺盛的细胞中(如小肠上皮细胞等),Gc 很发达,通常可围成环状或半环状。在未分化的细胞中(如肿瘤细胞),Gc 往往很少。

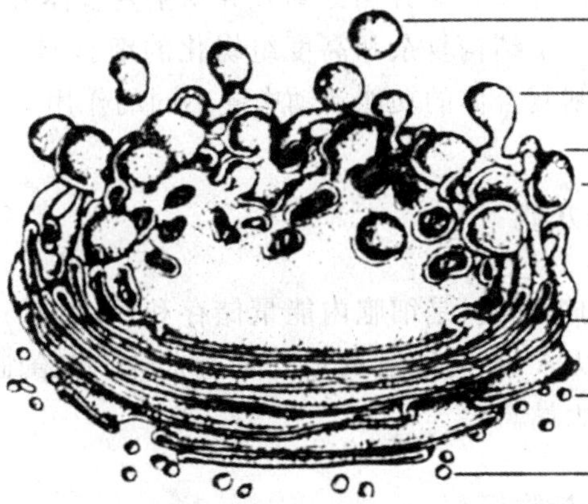

图 2-3-3　高尔基复合体结构图

在分化较好的细胞中，Gc 则很发达。有些细胞在生理活动变化时，Gc 位置可发生移动。如哺乳动物的甲状腺细胞，在进行细胞分泌活动时，它可由细胞核顶部移到细胞底部。

（三）高尔基复合体的功能

高尔基复合体在细胞的物质加工和分泌活动中具有重要的作用。

1. 高尔基复合体在细胞的分泌活动中起重要的作用

实验证明：外输性蛋白（分泌蛋白）是在粗面内质网的核糖体上合成，而后进入内质网腔运行，通过运输小泡，将蛋白质送到 Gc 扁平囊泡内进行浓缩、加工、组成分泌颗粒，最后与细胞膜融合，把分泌物排到细胞外。

最典型的例子：胰腺外分泌细胞内蛋白质的分泌过程。

用豚鼠胰腺分泌细胞为材料，应用放射自显影技术，将标记^{3}H-亮氨酸微量注入到胰腺细胞的培养物中，3 分钟后，观察到标有^{3}H 的银粒主要聚集在细胞的粗面内质网区域；17 分钟后，银粒就出现在分泌泡内；117 分钟后，银粒聚集在细胞顶部一端的酶原颗粒上；之后，在胰腺细胞外见到标记物，说明已排出细胞。

从此实验可看出，外输性蛋白质的运输路径为：粗面内质网→高尔基复合体→酶原颗粒→细胞外。Gc 参与了细胞的分泌活动。

2. 高尔基复合体具有糖蛋白合成和修饰的作用

实验显示未完全糖基化的蛋白质在内质网以出芽的方式形成运输小泡，进入高尔基复合体的扁平囊中，在其膜上的糖基转移酶作用下，使糖链延伸。糖基转移酶只有在高尔基复合体中存在，它的存在是与高尔基复合体的加糖作用分不开。糖蛋白合成后，经高尔基复合体的扁平囊泡内运输，然后由大囊泡转运分泌物排放到细胞外。如，用^{3}H 标记半乳糖和唾液酸，放射自显影观察，标有^{3}H 的银粒只存在于高尔基复合体内。由此证明糖蛋白的合成与修饰是在高尔基复合体中完成的。

3. 高尔基复合体参与溶酶体的形成

我们知道，酶也是一种蛋白质。溶酶体中含有酸性水解酶，这些酶是由粗面内质网上的核糖体合成，其合成后移入内质网腔，通过运输小泡转运到高尔基复合体，进行加工。溶酶体酶含有 6-磷酸甘露糖，而在高尔基复合体的内膜上有它的专一受体，能特异地与溶酶体酶糖末端的6-磷酸甘露糖结合，诱导溶酶体酶聚集并出芽离开高尔基复合体形成溶酶体。

综上所述，高尔基复合体是一个结构复杂和高度组织化的细胞器。每一个部分都有其独特的结构和酶系统，它们在高尔基复合体的功能活动中起不同的作用。

三、线粒体的结构与功能

线粒体是一个敏感而多变的细胞器，是细胞内能量储存和供给的场所。它收回食物中所包含的能量，并经氧化磷酸化，以ATP高能键的形式储存起来，供给细胞生命活动的需要。因此，它是细胞的氧化中心和动力站。

(一)线粒体的形态结构与功能定位

1. 形态结构

光镜下线粒体呈线状、粒状、杆状等(图2-3-4)，直径0.5～1.0μm。不同类型或不同生理的细胞，线粒体的形态、大小、数目都不同。

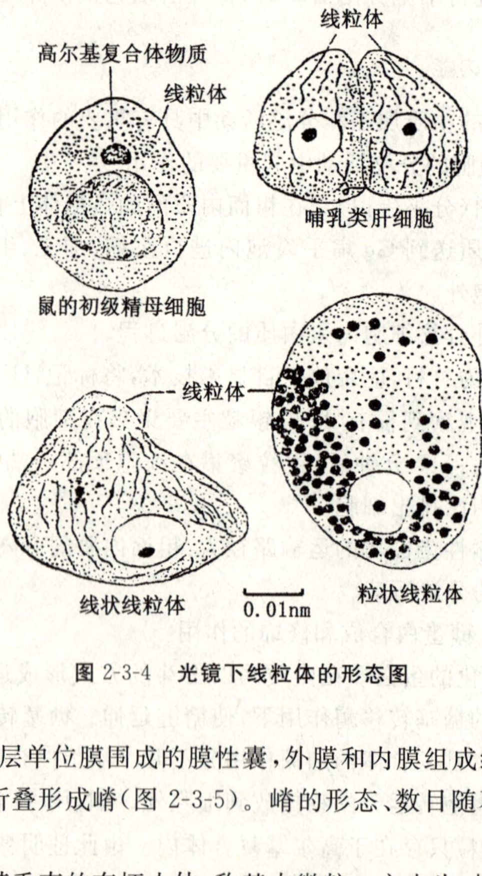

图2-3-4 光镜下线粒体的形态图

电镜下线粒体是由二层单位膜围成的膜性囊，外膜和内膜组成线粒体的支架，但不相连。外膜光滑平整，内膜向内折叠形成嵴(图2-3-5)。嵴的形态、数目随不同细胞和细胞的不同生理状况而异。

在嵴膜上，有许多与其垂直的有柄小体，称基本微粒。它由头、柄和基片组成，是线粒体进行化学反应的基地。其上有可溶性ATP酶(F_1)，对寡霉素敏感蛋白(OSCP)和疏水蛋白(HP或F_0)。其中，分子量约为10 000的多肽，称为ATP酶复合体的抑制多肽，可能具有调节酶活性的功能(图2-3-6)。

除了以上结构，外膜与内膜间还可形成宽6～8nm的空间，称膜间腔，其间充满无定形液

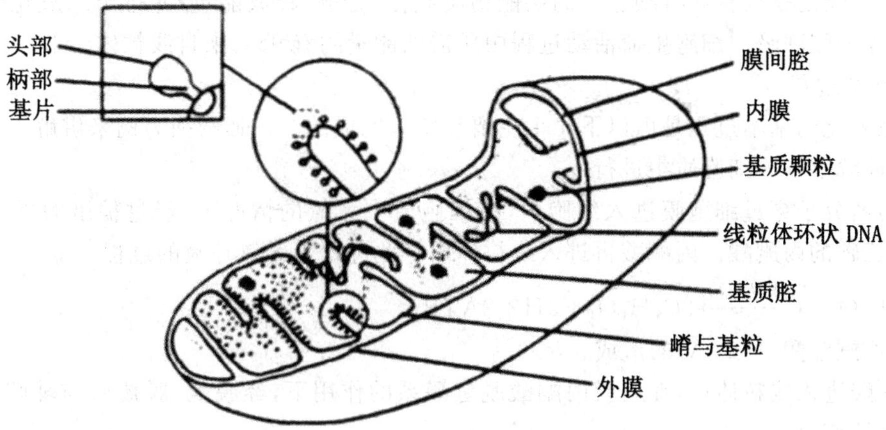

图 2-3-5 线粒体立体结构图

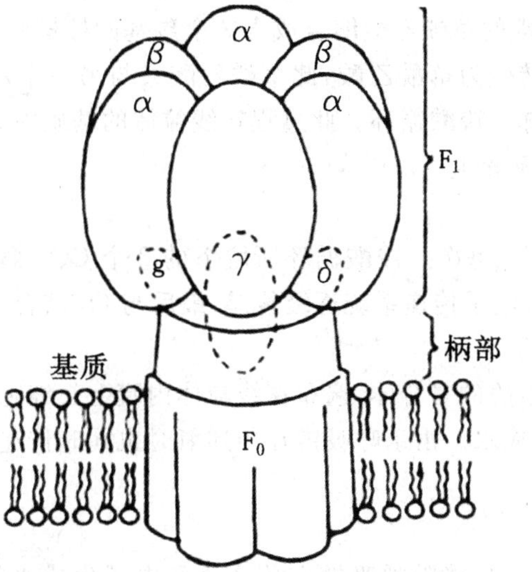

图 2-3-6 ATP 酶复合体分子结构图解

F_1. 头部； F_0. 基片

体，含少量的酶。嵴与嵴间为基质，内含蛋白质、脂类、DNA、RNA 和核糖体等。线粒体基质可以扩大或缩小，这与线粒体的能量状态有密切关系。

线粒体基质中含有与各大分子物质彻底氧化分解有关的酶系统。

2. 功能定位

①线粒体内膜——乙酰辅酶 A 的生成。

②线粒体基质——三羧酸循环。

③嵴膜：呼吸链——电子与质子传递，基本微粒——氧化磷酸化。

(二)线粒体的功能——细胞氧化及其基本过程

1. 概念

细胞氧化是指线粒体将细胞内的供能物质氧化、分解、释放能量，并排出二氧化碳和水的过程，也称细胞呼吸。细胞生命活动过程中所需的能量约有95%来自线粒体。

2. 基本过程

细胞氧化的基本过程是由以下4个主要步骤来完成的。以葡萄糖为例来讲解。

(1)糖酵解——细胞质中进行

葡萄糖分子穿过细胞膜进入细胞内，在细胞质中无氧的情况下，经过糖酵解的一系列反应，形成三碳的丙酮酸。丙酮酸再进入线粒体内。此过程为无氧呼吸的过程。

$$C_6H_{12}O_6 \xrightarrow{\text{糖酵解酶系}} 2C_3H_4O_3 + 2H + 2ATP$$

(2)乙酰辅酶A(CoA)的形成

丙酮酸进入线粒体后，在内膜丙酮酸脱氢酶系的作用下，经脱氢、脱羧后与辅酶A结合，生成乙酰辅酶A。

$$C_3H_4O_3\text{—}CoA + 2NAD \xrightarrow[\text{+镁离子}]{\text{丙酮酸脱氢酶系}} CH_3CO\sim S\text{—}CoA + 2NADH + 2H + CO_2$$

(3)三羧酸循环

乙酰辅酶A与含四碳的草酰乙酸缩合成含3个羧基的柠檬酸，然后柠檬酸进行一系列氧化脱氢、脱羧后，又回复转变为草酰乙酸，此草酰乙酸又与另一个乙酰辅酶A结合，再生成柠檬酸。这样的循环过程称三羧酸循环。此过程在线粒体的基质内进行。

(4)电子传递与氧化磷酸化

①电子传递

在三羧酸循环过程中，每次三羧酸循环所脱下的2个CO_2都直接呼出体外，而脱下的4对H和8个电子，则通过电子传递系统逐级传递，最后与O_2结合生成水。此过程是通过呼吸链酶系发挥作用来完成的。

呼吸链实际上是一组酶的复合体，遍布在线粒体内膜上。细胞呼吸吸入的氧，在这条链上被利用与氢结合，最后生成水。由于呼吸链在传递氢时也同时传递电子，所以也称为电子传递呼吸链。

②氧化磷酸化

在生活细胞的线粒体内，伴随呼吸链在传递氢和电子生成水的氧化过程中，有能量的释放。这些能量的一部分用于将ADP磷酸化为ATP，这样氧化和磷酸化就成对地进行，故称为氧化和磷酸化的偶联作用，一般称氧化磷酸化。这一过程在线粒体内膜紧连呼吸链的基本微粒上进行的。

3. ATP——生物能释放和储存的中心

活细胞内能量的释放和储存都是通过ATP的形成和分解来完成的。ATP是细胞内能量的获得、转换、储存、释放和利用的中心环节。根据ATP形成时能量级变化的结果得知：首先，从AMP磷酸化为ADP，再从ADP磷酸化为ATP，每增加一个磷酸键，都是分子能级升高成为一种高能化合物。其次，实验证明，若断裂每1mol这样的磷酸键，约可放出30.56kJ的能量；而断裂同等量的普通化学键，只能释放12.56kJ。因此，这样的磷酸键比普通的化学键储能效果更佳、更优越。这种磷酸键称高能磷酸键。

由此可见，ATP和ADP在细胞的代谢过程中是极为重要的。当细胞内的氧化还原反应释放了物质中的自由能时，即可通过ADP的磷酸化将这些能量及时储存于ATP的高能磷酸键中备用；当细胞内各种功能活动需要能量时，又可以通过ATP的脱磷酸化断裂一个高能磷酸键，并立即释放出能量以供利用。

4. 功能

综上所述，线粒体的功能归纳起来为：将供能物质氧化，为细胞的各种生命活动储存能量和提供能量。

（三）线粒体的半自主性

60 年代以前，普遍认为细胞内所有的 DNA 都在细胞核内。但科学家们通过实验从多种线粒体中分离出了 DNA。线粒体 DNA 常呈环状的双螺旋，且裸露，不与组蛋白结合，其长约 5μm，分子量小，多为 15kb，并富含鸟嘌呤和胞嘧啶，遗传信息量较小。线粒体 DNA 通常与线粒体内膜结合，故较难发现，但在线粒体分裂前 DNA 复制时，则出现在线粒体基质中。

线粒体中不仅存在 DNA，而且也有蛋白质合成系统（如：mRNA、rRNA、tRNA、氨基酸活化酶、70S 的核糖体颗粒等）。其蛋白质合成系统可编码少数的线粒体蛋白质，大多数线粒体蛋白仍需要核基因的编码。因此，线粒体蛋白的生物合成涉及两个彼此分开的遗传系统。在完整的细胞中，这两个遗传系统通过反馈机制相偶联，但现在还不完全了解这种反馈机制的作用机理。

由上可知，线粒体既是一个不完全受核控制的，又具有一定自主复制和再生能力的细胞器，又由于其遗传信息量小，大部分功能蛋白分子必须依赖于核基因的编码，由两套遗传系统共同控制，故线粒体是一个半自主性的细胞器。

四、溶酶体的结构与功能

溶酶体也是细胞内一种由一层单位膜构成的细胞器。它是细胞内消化的主要场所。

（一）溶酶体的结构与内含酶

1. 溶酶体的结构

溶酶体是由一层单位膜构成的膜性囊，其为圆形或卵圆形。大小为 0.25～0.8μm。

2. 溶酶体的内含酶

(1)种类

溶酶体的内含酶为水解酶类。它包括蛋白酶、核酸酶、糖苷酶、脂肪酶、磷酸酶、磷酸酯酶及硫酸酯酶等。这些酶在 pH 为 5 左右时活性最佳，故为酸性水解酶类。

(2)数量

溶酶体的内含酶目前发现的约有 50 种，但它并不同时存在于每一个溶酶体内；每一个溶酶体也不是只含有一种酶。

(3)作用

溶酶体的酶类能将蛋白质、核酸、脂类和多糖等大分子分解成小分子。但只有当这些大分子物质进入溶酶体内部时，这些酶才被激活而发挥作用。

(4)溶酶体膜的稳定性

溶酶体膜的稳定性对溶酶体功能的正常发挥有重要意义。正常情况下，溶酶体的内含酶是不允许逸出膜外，它是在溶酶体内发挥作用的。如果溶酶体的膜受损，水解酶逸出，整个细胞将会被消化，并影响周围的细胞。从而导致机体产生疾病。所以说，溶酶体膜的稳定性相当重要。

（二）溶酶体的类型

1．内溶酶体

在高尔基复合体成熟面的扁平囊泡产生一种有被小泡，此小泡从高尔基复合体脱离下来时，包于其表面的笼蛋白脱落，成为光滑的转运小泡。这个小泡与由细胞胞吞形成的内体合并则变为内溶酶体。

Gc 的转运小泡＋胞吞作用的内吞体⟶溶酶体

2．噬性溶酶体

(1)自体吞噬溶酶体

当内溶酶体与细胞内的自身产物（自体吞噬体）互相融合时便形成自体吞噬溶酶体。

内溶酶体＋自体吞噬体⟶吞噬溶酶体

自体吞噬体作用的物质，来自细胞内衰老和残缺的细胞器，如内质网、线粒体等。

(2)吞噬溶酶体

当内溶酶体与由细胞吞噬的外来物质形成的吞噬体互相融合时便形成吞噬溶酶体。

内溶酶体＋吞噬体⟶吞噬溶酶体

吞噬溶酶体作用的物质来自细胞外经细胞的胞饮或胞吞而摄入的外源性物质（图 2-3-7）。

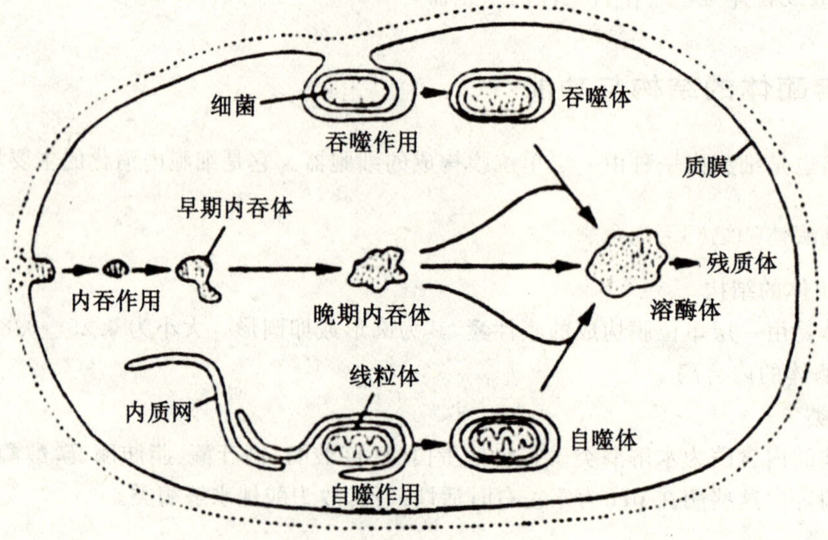

图 2-3-7　细胞的消化作用

无论哪一种溶酶体其作用均是将物质水解成小分子，被细胞吸收。如不能被消化和吸收的物质被称为残余物，保留在细胞内，如脂褐质等。

（三）溶酶体的功能

1．正常的消化功能

大分子物质进入细胞后，通过溶酶体的作用将其分解成小分子物质后才能吸收。

2. 自噬作用

细胞饥饿时，通过溶酶体将自身的结构成分分解成小分子的作用。

3. 自溶作用

溶酶体膜破裂，将其周围的细胞消化的作用，例如蝌蚪变成成蛙时尾部的消失。

4. 对某些分泌物的加工和活化作用

例如甲状腺中的激素释放就有溶酶体的参与。

甲状腺滤泡上皮细胞内合成甲状腺蛋白

↓分泌

滤泡腔

↓＋碘

碘化了的甲状腺蛋白

↓胞饮作用

甲状腺滤泡上皮细胞

↓形成

大胶滴

↓＋溶酶体 碘化甲状腺球蛋白水解

甲状腺素

↓胞吐作用 分泌

血液中

由于溶酶体在细胞中起重要作用，如溶酶体消化作用出现了异样，都会直接或间接影响机体的正常机能，从而产生某些病理现象，导致机体出现某些疾病。例如遗传型溶酶体疾病——肝糖原累积病Ⅱ型，环境因素诱发的溶酶体疾病——矽肺。

五、过氧化氢体的结构与功能

过氧化氢体也是细胞内的一种膜性细胞器。它是由一层单位膜围成的结构，又称为微体。

(一)过氧化氢体的结构与内含酶

1. 结构

过氧化氢体为圆形或卵圆形小体。直径为 0.6～0.7μm(典型的)，如肝细胞、肾细胞中，过氧化氢体与溶酶体的外形非常相似。但大多数细胞中，过氧化氢体直径仅为 0.1～0.2μm。故有人称其为微过氧化氢体。

2. 内含酶

过氧化氢体含 3 类氧化酶：D-氨基酸氧化酶、尿酸氧化酶和过氧化氢酶。现发现共有 40 余种。其中过氧化氢酶是所有微体中都含有的，为特征酶，故它被称为过氧化氢体。

哺乳动物中(人除外)的过氧化氢体中常常还有一种由尿酸氧化酶形成的结晶状结构，我们把它叫做类核体。类核体一般位于过氧化氢体的中央，其电子致密度较高，且呈规则的结晶状结构。

（二）过氧化氢体的功能

过氧化氢体能解除血液中各种毒素的作用，对肝、肾细胞的解毒功能非常重要。

六、核糖体的结构与功能

核糖体是细胞内的一种非膜性细胞结构，它是原核细胞和真核细胞均具有的结构。它与细胞内蛋白质的合成密切相关。

（一）核糖体的组成与结构

1. 核糖体的组成

核糖体是由几种 rRNA 和几十种蛋白质组成。但组成原核细胞和真核细胞核糖体的蛋白质数量、rRNA 分子的长度不同（图 2-3-8）。

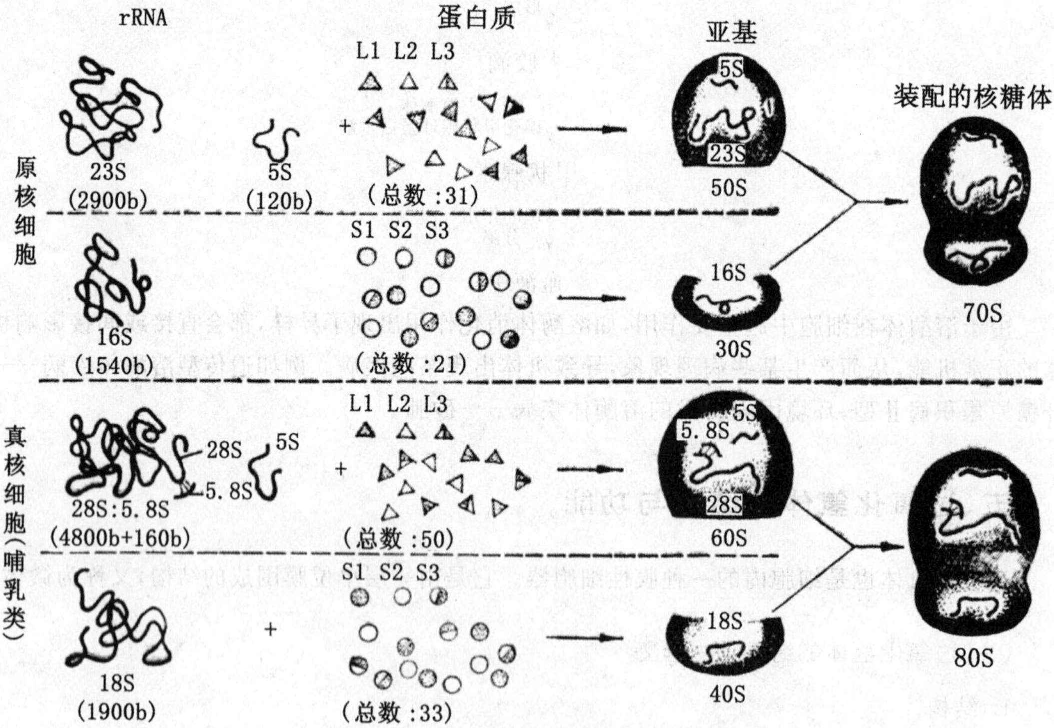

图 2-3-8 原核细胞与真核细胞核糖体的各个组分

2. 核糖体的结构

在电镜下，核糖体为直径 15～25nm 的致密颗粒，为圆形结构，它由大小两个亚基组成。

大亚基约呈圆锥形。有一侧伸出 3 个突起，中央为一凹陷；小亚基为长条形（23nm×12nm），1/3 出有一细的缢痕。大小亚基结合时，凹部彼此对应，形成一个隧道，在蛋白质的合成中，mRNA 穿行在隧道 tRNA 中。在大亚基中还有一垂直于隧道的通道，新合成的多肽链由此释出(图 2-3-9)。

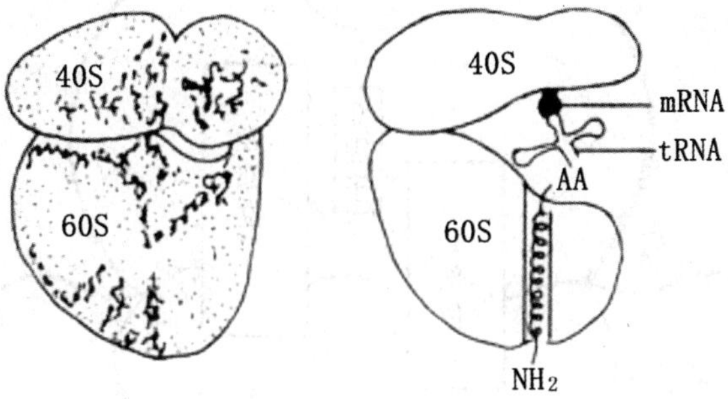

图 2-3-9 核糖体的形态

（二）核糖体的存在的形式

1. 游离核糖体

游离存在于细胞质中。

2. 附着核糖体

附着在内质网上的核糖体。

3. 多聚核糖体

核糖体颗粒由 mRNA 串联在一起进行蛋白质合成的功能单位。被串联的核糖体少则几个，多则达几十个，它们排列成环状或菊花状，此种核糖体称为多聚核糖体。

游离核糖体与附着核糖体在进行蛋白质合成时，都能以多聚核糖体的形式存在。

（三）核糖体的重要功能部位

核糖体是蛋白质合成的场所。这和核糖体上 5 个功能区密切相关。

1. mRNA 结合位

mRNA 结合部位位于核糖体的小亚基上。它能与 mRNA 分子起始密码子前一段富含嘌呤的序列结合，并使其保持单链结构。

2. A 位（氨酰基位或受位）

此部位位于大亚基上，是接受氨酰—tRNA 的部位。

3. P 位（肽酰基位或供位）

此部位也位于大亚基上，是肽酰基—tRNA 移交肽链后，tRNA 脱落部位。

4. T 因子（肽基转移酶位）

也位于大亚基上，其作用是催化氨基酸和氨基酸间形成肽链。

5. G 因子（GTP 酶或转位酶）

位于大亚基上，能分解 GTP 分子将肽酰基—tRNA 由 A 位转移到 P 位（图 2-3-10）。

以上 5 个功能单位在蛋白质的合成中起重要作用。

（四）核糖体的功能

蛋白质的合成。

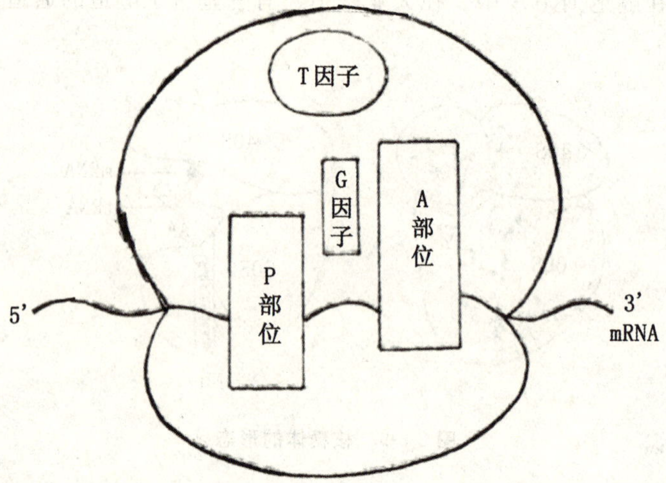

图 2-3-10 核糖体的 4 个功能部位

1. 附着于内质网上的核糖体主要合成外输性的分泌蛋白，如酶、激素、抗体等。

2. 游离核糖体主要合成细胞本身所需的结构蛋白。

(五)细胞中蛋白质的合成过程

细胞中蛋白质的合成是由核糖体来完成的。而真核细胞的遗传信息储存在细胞核里，DNA 是怎样控制蛋白质的合成的呢？

1. mRNA 通过密码子决定蛋白质的一级结构

(1)遗传密码

遗传信息蕴藏于 DNA 链上 4 种碱基的不同组合中，通过转录，传递到 mRNA 分子中，mRNA 也是由 4 种碱基组成。通过大量的实验研究证明：每 3 个相邻的碱基可决定一种氨基酸。到 1966 年，全部 20 种氨基酸与 64 种 3 个相邻碱基所代表的遗传信息间的关系得到证明，并得出结论：每 3 个相邻的碱基构成一种氨基酸的密码子，所有 64 种密码子总称为遗传密码(表 2-3-1)。

表 2-3-1 遗传密码子表

第一碱基 (5'端)	第二碱基 U	C	A	G	第三碱基 (3'端)
U	UUU 苯丙氨酸	UCU 丝氨酸	UAU 酪氨酸	UGU 半胱氨酸	U
	UUC 苯丙氨酸	UCC 丝氨酸	UAC 酪氨酸	UGC 半胱氨酸	C
	UUA 亮氨酸	UCA 丝氨酸	UAA 终止	UGA 终止	A
	UUG 亮氨酸	UCG 丝氨酸	UAG 终止	UGG 色氨酸	G
C	CUU 亮氨酸	CCU 哺氨酸	CAU 组氨酸	CGU 精氨酸	U
	CUC 亮氨酸	CCC 哺氨酸	CAC 组氨酸	CGC 精氨酸	C
	CUA 亮氨酸	CCA 哺氨酸	CAA 谷氨酰氨	CGA 精氨酸	A
	CUG 亮氨酸	CCG 哺氨酸	CAG 谷氨酰氨	CGG 精氨酸	G
A	AUU 异亮氨酸	ACU 苏氨酸	AAU 门冬酰胺	AGU 丝氨酸	U
	AUC 异亮氨酸	ACC 苏氨酸	AAC 门冬酰胺	AGC 丝氨酸	C
	AUA 异亮氨酸	ACA 苏氨酸	AAA 赖氨酸	AGA 精氨酸	A

	AUG 异亮氨酸 +起始密码	ACG 苏氨酸	AAG 赖氨酸	AGG 精氨酸	G
G	GUU 缬氨酸	GCU 丙氨酸	GAU 门冬氨酸	GGU 甘氨酸	U
	GUC 缬氨酸	GCC 丙氨酸	GAC 门冬氨酸	GGC 甘氨酸	C
	GUA 缬氨酸	GCA 丙氨酸	GAA 谷氨酸	GGA 甘氨酸	A
	GUG 缬氨酸	GCG 丙氨酸	GAG 谷氨酸	GGG 甘氨酸	G

(2)遗传密码的特点

A:密码子是 mRNA 对分子碱基序列而言,它的阅读方向是从 5’端到 3’端,例如 5’UUG—3’与 5’GUU—3’不能等同,前者代表亮氨酸,后者代表缬氨酸。

B:密码子的兼并。遗传密码共有 64 个密码子,除了 3 个为终止密码 UAA,UAG,UGA 外,余下的 61 种为氨基酸密码子。氨基酸只有 20 种,所以一些氨基酸的对应密码子就不止一种。这就出现了“兼并”现象,即同一氨基酸可以由 2 种或 2 种以上的密码子所决定。决定同一氨基酸的密码子互称为同义密码。另一方面,一个密码子可有 2 种作用,例如 AUG,它既是起始密码子,又是甲硫氨酸的密码子。

C:密码子的通用性。从病毒、原核细胞到真核细胞,使用的都是同一个氨基酸编码方法。

D:密码子是不重叠的,无标点的。

因此,只要我们知道了一个 mRNA 分子的序列,就可根据遗传密码了解翻译成此蛋白质分子的氨基酸的组成(氨基酸的数量、种类和排列顺序)。即此蛋白质的一级结构。

2. 氨酰—tRNA 形成并进入到核糖体

tRNA 是蛋白质合成过程中的运输工具。根据 mRNA 的密码子,tRNA 携带特定的氨基酸进入到核糖体,并将氨基酸转运到特定的位置上。

(1)氨酰—tRNA 的形成

在氨酰—tRNA 合成酶的催化下,tRNA 与特定的氨基酸结合形成相应的氨酰—tRNA。

(2)氨酰—tRNA 进入核糖体

tRNA 分子上有一个反密码环,其上有 3 个相邻的碱基为反密码子,它能识别 mRNA 密码子并与之结合,从而将其携带的氨基酸带入核糖体内。例如丙氨酸—tRNA 的反密码子为 CGC,就可和 mRNA 上的 GCG 密码子相配,从而将丙氨酸转运到核糖体上参与蛋白质合成。

3. 蛋白质因子参与蛋白质合成

真核细胞蛋白质的合成是在细胞质中进行的,它所需要的物质如 mRNA,tRNA 和 rRNA 在细胞核中合成并加工、修饰之后,进入细胞质中发挥作用。蛋白质的合成过程是相当复杂的,除了具备以上所讲的物质条件外,还需要一些有关的蛋白质因子参与,才能进行蛋白质的合成。

(1)起始因子

蛋白质合成开始,在起始因子的作用下,先形成核糖体—mRNA—tRNA 的起始复合物。

(2)延伸因子(T 因子、G 因子)

蛋白质合成过程中,第一个氨酰—tRNA 进入核糖体的 A 部位,在 G 因子的作用下,它由 A 位移到 P 位,A 位空出,第二个氨酰—tRNA 进入 A 位;A 和 P 位上两个氨酰—tRNA 携带的氨基酸在 T 因子的作用下通过肽键形成肽链,P 位上的氨酰—tRNA 变成 tRNA,并从 P 位上脱落,参加再循环。此时 P 位空出,A 位上的肽酰—tRNA 移入 P 位,A 位又空出,第三个氨酰—tRNA 进入，P 位上肽酰—tRNA 将其所携带的肽链移交给 A 位的上氨酰—tRNA 成为 tRNA从 P 位上脱落。如此反复完成肽链的合成。

(3)释放因子

当 mRNA 分子上密码子的阅读进入终止密码(UAA、UAG、UGA)时，氨酰—tRNA 不再与核糖体结合，此时释放因子与终止密码子结合，阻止 mRNA 的进一步翻译，蛋白质的合成终止，多肽链分子形成(图 3-6-4)。

4. 多肽链形后的加工

当阅读到终止密码时，合成的多肽链从核糖体上脱落下来此时并不代表具有生理功能的蛋白质合成过程已经完成，许多蛋白质分子在多肽链形成之后还需要经过一定加工或修饰才能形成有功能的蛋白质分子，例如胰岛素的形成。胰岛素是由胰岛素原去掉部分多肽链后形成的。一般认为这种合成后的加工过程，是蛋白质形成过程的一种普遍现象。

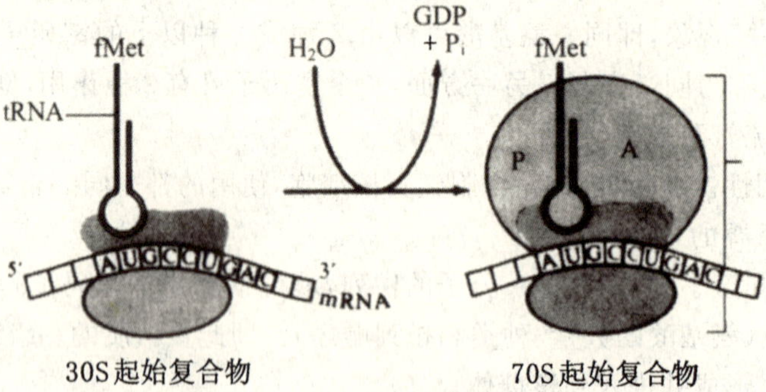

多肽合成的起始

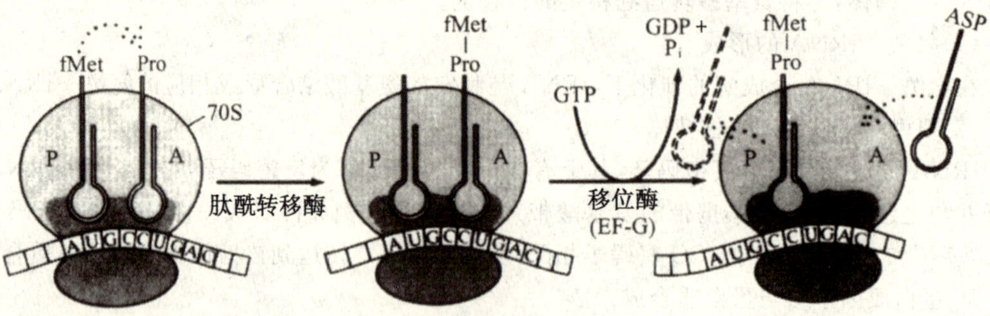

图 2-3-11　多肽链的合成过程

七、中心粒的结构与功能

中心体普遍存在于动物细胞和低等植物细胞之中。在光学显微镜下看到的中心体实际上是一种复合体，它是由位于中心的 1～2 个小粒和周围的一团比较致密的细胞基质构成。由于在细胞中它的位置接近细胞中心，故有“中心体”之称(图 3-3-12)。

(一)中心粒的结构与成分

1. 中心粒的结构

电镜下中心粒是短筒状小体，直径 0.1～0.5μm，长 0.3～0.7μm。通常成对出现，故又可以称为双心粒。两个中心粒的长轴通常互成直角。

中心粒的结构为“9×3+0”的结构。9 束三连微管有规则地排列成环状，好似风车的旋翼故又称中心粒小轮。一般情况下，每个细胞只有一对中心粒。在细胞分裂前期，成对的中心粒进行复制才变成两对(图 2-3-12)。

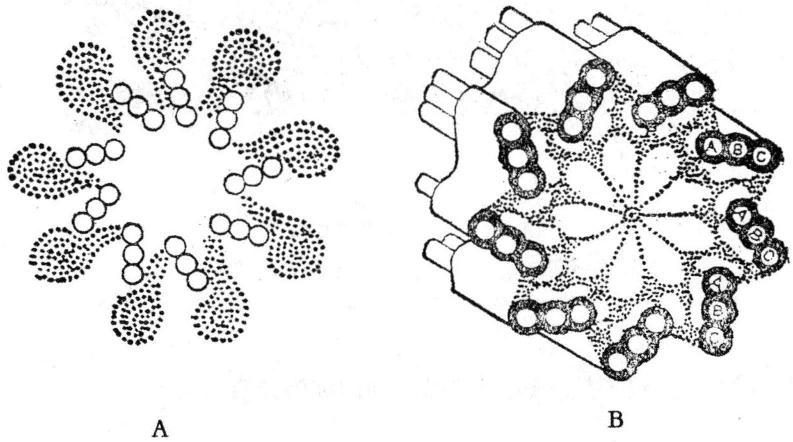

图 2-3-12 中心粒结构图

A.在三联体附近有中心粒卫星　　B.风车状的中心粒中有时出现细丝状结构

2. 中心粒的成分

中心粒的主要成分是微管蛋白。此外还含有 ATP 酶、RNA、糖蛋白、鸟苷酸和少量的 DNA。这与细胞有丝分裂时出现的纺锤丝的成分相仿。

(二)中心粒的功能

中心体与细胞的有丝分裂活动密切相关。在细胞的有丝分裂前期，复制了的中心粒分别向细胞两极移动，伸出纺锤丝，形成纺锤体，并与染色体相连。在细胞分裂的中期和后期，纺锤丝牵引染色体向两极移动，将染色体均等地分配到两个子细胞中。到了末期，纺锤丝逐渐消失。

又由于中心粒存在 ATP 酶，表明它与细胞的能量代谢有关。为细胞运动和染色体运动提供能量。

有些科学家分析证明，因为中心粒含有少量的 DNA，所以认为，中心粒也有细胞质遗传功能。

另外，植物细胞中没有中心粒，但有中心粒外周物质，在细胞分裂时仍能形成纺锤体。

八、细胞骨架

真核细胞所具有的特定形状及其运动等，均有赖于细胞质内由蛋白质丝组成的网状结构，这就是细胞骨架(图 2-3-13)。它是横越在细胞核和细胞膜内侧面的一种纤维蛋白基质，这些纤维状结构有时密布如云，有时又排列成结晶状或聚集成束、编织成带或膜。

细胞骨架由微管(20～30nm)、微丝(5～6nm)和中间纤维(7～11nm)组成。有人认为，细胞质中还有一种镶嵌在其他纤维系统的微梁网格(3～6nm)。但也有人认为，它是微管、微丝

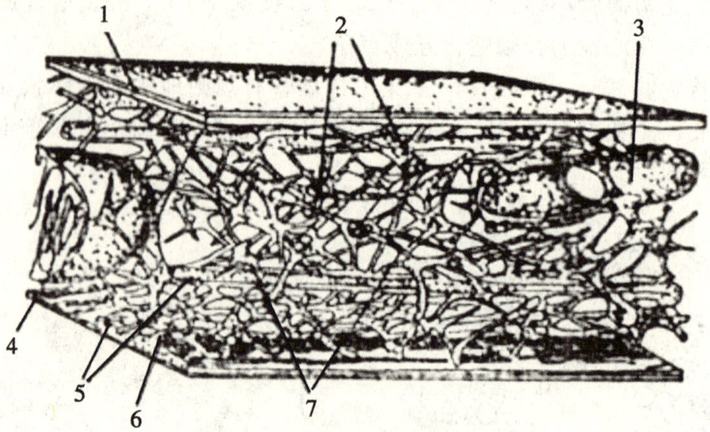

图 2-3-13　细胞骨架立体观

1. 细胞膜；2. 核糖体；3. 内质网；4. 线粒体；
5. 微管；6. 微丝；7. 微梁网格

和中间纤维紧密联系和交错相插，或是某些被磨损的细胞骨架的结构。

（一）微管

1. 微管的组成与结构

（1）微管的组成

①微管蛋白：是微管的主要成分，它以 α，β 两种单体形式存在。构成微管的主体结构。

②微管相关蛋白（MAP）：可能存在于微管的表面，也可能存在于微管与其他细胞器的连接部位。

有人认为，MAP 的存在，可能与微管聚合和解聚的调节、微管与其他细胞成分之间的连接以及细胞运动等有关。从结构和功能来看，MAP 和微管蛋白共同构成了一个完整的系统。

（2）微管的结构

微管是直而中空的圆筒状结构，外径 22～25nm，内径 12nm。它首先是由 α 和 β 两种亚单位排列组成直径为 5nm 的原纤维，然后再由 13 条这样的原纤维螺旋状环绕组成微管的管壁（图 2-3-14）。

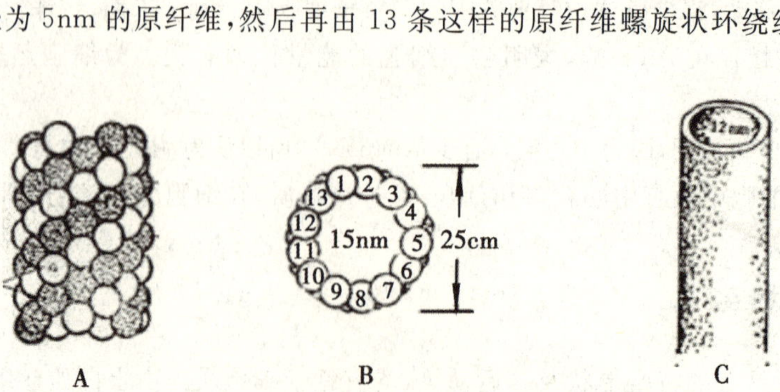

图 2-3-14　微管结构模式图

A. 纵轴观（示 α、β 亚单位的异二聚体）；B. 横切面；C. 整体

2. 微管的种类

细胞中的微管有单管、二联管和三联管 3 种类型(图 2-3-15)。

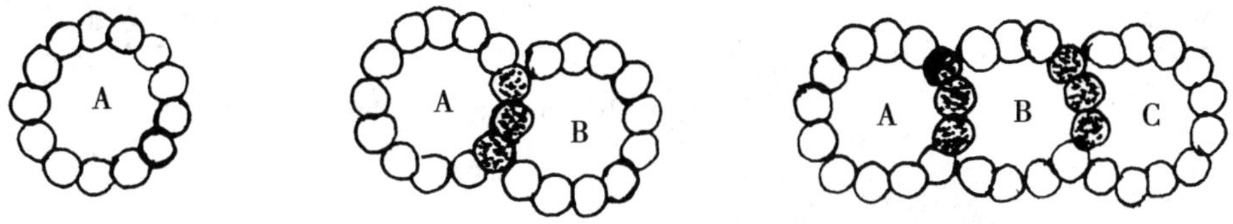

图 2-3-15 微管的种类

(1)单管

单管微管的管壁由 13 根直径为 4～5nm 的原纤维集合而成。它们分散或成束于细胞质中,细胞的大部分微管是单管微管。

(2)二联管

二联管由单管 A 和 B 组成。A 管有 3 条原纤维与 B 管共用,因此其共含有 23 条原纤维。二联管比单管稳定,但容易解聚。二联管存在于鞭毛与纤毛的杆状部分。

(3)三联管

三联管由 A,B 和 C 3 条单管组成,其中 A 与 B,B 与 C 各有 3 条原纤维共用,因此其共含有 33 条原纤维。三联管不容易解聚,它存在于中心粒和鞭毛、纤毛的基体之中。

3. 微管的功能

微管有多方面的功能,在不同的细胞中,微管所起的作用也不尽相同,在多数细胞中微管起一种机械支架作用。目前认为微管的主要作用有两个方面:细胞支架作用;控制鞭毛和纤毛的运动。

(二)微丝

在体外培养的上皮细胞和成纤微细胞基质中,可见到线状的微细纤维,这就是微丝。它分散或成束状,或交织成网状存在于大多数细胞中。

1. 微丝的组成与结构

(1)微丝的组成

微丝主要是由球状的肌动蛋白组成。肌动蛋白包括 α,β 和 γ 3 类。α 肌动蛋白存在于完全成熟的肌肉组织;β 和 γ 肌动蛋白存在于大部分的非肌肉细胞中。

(2)微丝的结构

微丝是一种实心的纤微状结构,由于其主要成分为肌动蛋白,因此常又被称为肌动蛋白丝。

纯化的肌动蛋白是球状的单体,这些球状的单体可相互聚合组成单链,然后再由两条单链相互缠绕成双螺旋,这样就形成了实心的丝状微丝(图 2-3-16)。

2. 微丝的功能

①与微管共同构成细胞的支架,以维持细胞的形态。

②与细胞质运动有关。

③细胞进行胞吞作用和细胞膜内陷也有赖于微丝的收缩。

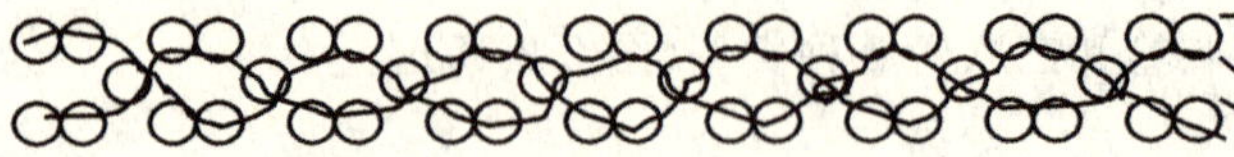

图 2-3-16 微丝的结构

(三)中间纤维

中间纤维是 3 种骨架纤维中最复杂的一种。它的复杂性就在于其组成蛋白的多样化。

1. 中间纤维的组成与结构

(1)中间纤维的组成

中间纤维也是由蛋白质组成的。其组成蛋白共有 5 种,它们分别分布在不同类型的细胞中。

①角蛋白。存在于上皮细胞或外胚层起源的细胞中。

②神经丝蛋白。存在于中枢和外周神经系统的神经细胞中。

③结蛋白。存在于成熟的肌肉细胞中。

④胶质细胞原纤维酸性蛋白。存在于中枢神经系统的胶质细胞中。

⑤波形蛋白。存在于间质细胞和中胚层起源的细胞中。

(2)中间纤维的结构

中间纤维为长而分枝的纤维结构。虽然各类中间纤维的组成不一,但它们的形态结构却非常相似,所以我们可将其归为一类。

2. 中间纤维的功能

中间纤维的功能目前了解甚少。从实验结果分析,我们认为它可能主要有以下几个方面的作用。

①支撑细胞功能。

②对细胞核有固定作用。

③细胞分裂时,对纺锤体与染色体起空间定向支架作用,并负责子细胞中细胞器的分配与定位。

④可能与 DNA 的复制与转录有关。

⑤在细胞癌变中发挥作用。

第四节 细胞核

细胞核可以看做是细胞中体积最大、功能最重要的细胞结构。由于细胞核是蕴藏遗传信息的中心,故细胞核很大程度上控制着细胞的代谢、增殖、生长分化和遗传等生命过程。

核的出现,在生物的进化过程中是一个巨大的飞跃,原核细胞和真核细胞的主要区别就在于有无完整的细胞核。任何有核细胞一旦去掉细胞核,细胞很快就死亡。

细胞核的形态、大小、位置和数量在不同类型的细胞中有所差异。

细胞核的形态与细胞形状、细胞类型等有关。如圆形或方形细胞,核一般为圆形;柱状细胞，核多呈卵圆形；扁平细胞为扁圆形；细长平滑肌细胞为杆状等。

细胞核的大小占细胞体积的1/3～1/2。如超过此比例，则导致细胞分裂。

细胞核的位置一般位于细胞的中央，也有偏于细胞某一端的，如腺细胞、脂肪细胞，它们的核被脂肪滴挤到细胞的边缘。

每个细胞通常只有1个细胞核。少数细胞，如肝细胞、软骨细胞、破骨细胞等可有几个到许多个核。

由于细胞核所具有的重要生理功能，决定了其组成结构的复杂性。细胞核的组成归纳起来包括：核膜、核仁、染色体和核基质等（图3-4-1）。

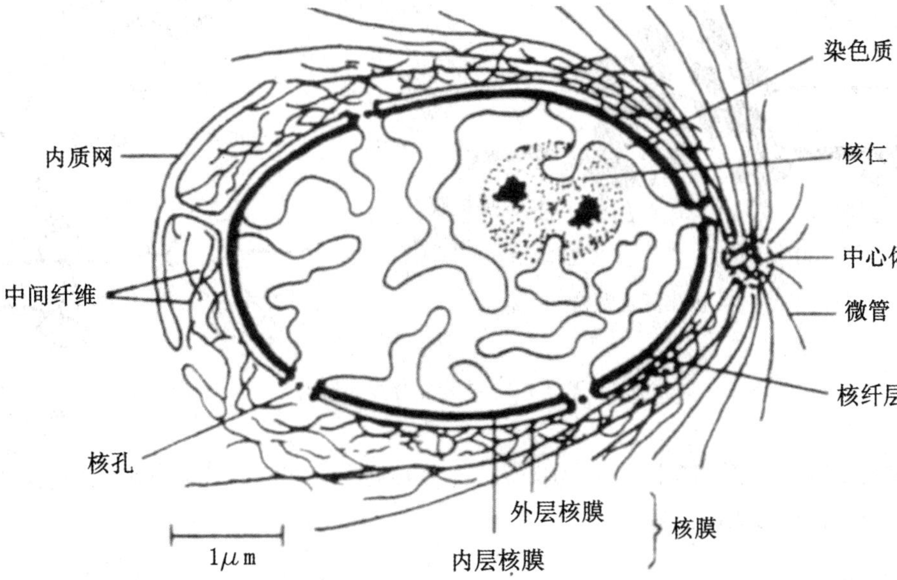

图 2-4-1　细胞核的横切面示意图

一、核膜

（一）核膜的结构

核膜又称核被膜，是位于核外围包裹整个核物质的膜性结构。在电镜下它由内外两层单位膜构成，每层膜的厚度为6～9nm，两层膜间有宽10～50nm的间隙，称为核周隙。核周隙充满各种蛋白质和酶，其宽度在不同细胞核或同一细胞核的不同部位常有较大的变化。间隙变宽往往与细胞的病理变化有关，如某些肿瘤细胞可见变宽的核周隙。

细胞核的不同部位常有较大的变化。间隙变宽往往与细胞的病理变化有关，如某些肿瘤细胞可见变宽的核周隙。

细胞核内膜的内侧被一种中间纤维包围，叫做核纤层。它支持核膜，并与核内的染色质和RNA相连。外膜面向细胞质，其表面附有核糖体，形态与粗面内质网颇为相识，甚至在某些部位可见到它与胞质中的粗面内质网相连通。此外，核膜的组成成分、酶的种类与内质网也无明显区别。因此，所谓核膜实际上就是包围核物质的内质网的一部分，也是遍布于细胞中整个内膜系统的一部分而不是分立的结构。它的意义就在于保护DNA分子，使核物质“区域化”。

真核细胞的核膜不是封闭的，其上开有核孔。核孔的直径为70～80nm，其结构较复杂，它的周围有一个盘状结构，此结构称为核孔复合体，核孔复合体是由排列成八角形的蛋白质颗粒组成，它贯穿于两层膜之间，使围着核孔边缘的内外膜愈合。核孔复合体中的孔是含水通道，可允许水溶性物质出入于核和细胞质之间(图 2-4-2)。

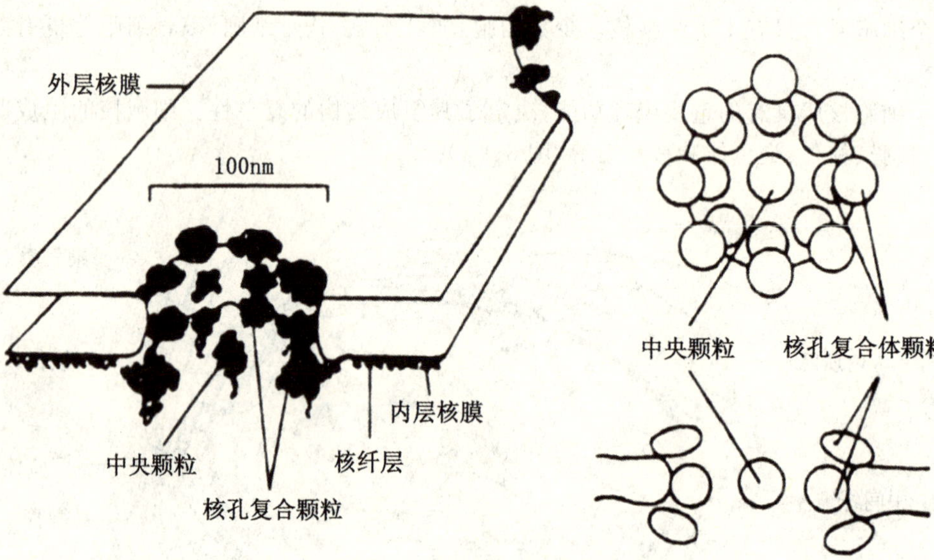

图 2-4-2　核孔复合体的结构

一般情况下，每平方微米核膜上有 35～65 个核孔。对于生长代谢旺盛、分化程度低、转录活性强的细胞，核孔往往较多。

(二)核膜的功能

1. 保护核内物质

核膜是细胞核的界膜，它能维持核内的稳定性。

2. 核内外物质交换的调节通道

核膜上核孔的存在，决定了其有核内外物质交换的功能。

二、核仁

原核细胞没有核仁，而真核细胞一般都有 1 个或数个核仁。核仁的存在也是真核细胞区别于原核细胞的标志之一。一般在代谢旺盛的细胞中可见到明显的核仁，如神经细胞、腺细胞等；而代谢较弱的细胞核仁不明显，如精子、肌细胞等。实际上，核仁与细胞的功能状态密切相关。细胞合成活跃时，核仁变大；细胞处于静止状态时，核仁萎缩。

(一)核仁的化学组成与结构

1. 核仁的化学组成

核仁的化学组成主要为蛋白质、RNA 和 DNA。

①蛋白质。占核仁组成的大部分。它包括 rRNA 的转录酶、核糖体大小亚基的组成蛋白等。

②RNA。包括转录前体 rRNA,45S,28S,18S,5.8S 的 rRNA。

③DNA。核仁只含有少量的 DNA。它是 rRNA 的基因。

2. 核仁的结构

在光学显微镜下,核仁为一均质、海绵状的结构。而在电子显微镜下,它不同于细胞质中的细胞器,它们是没有膜包围,由转录产物的前体 rRNA 相互缠绕而成的网状结构。核仁的超微结构主要由以下 4 个区域组成:

①浅色的原纤维区。含无转录活性的 DNA,即 5'→3'的 DNA。

②深色的纤维成分。含有 rRNA 分子。

③颗粒成分。含有核糖体的前体颗粒。

④核仁组织者中心(NOR)。含有具编码能力的 DNA,即 3'→5'的 DNA。它是编码 rRNA 的基因,称 rDNA(图 2-4-3)。

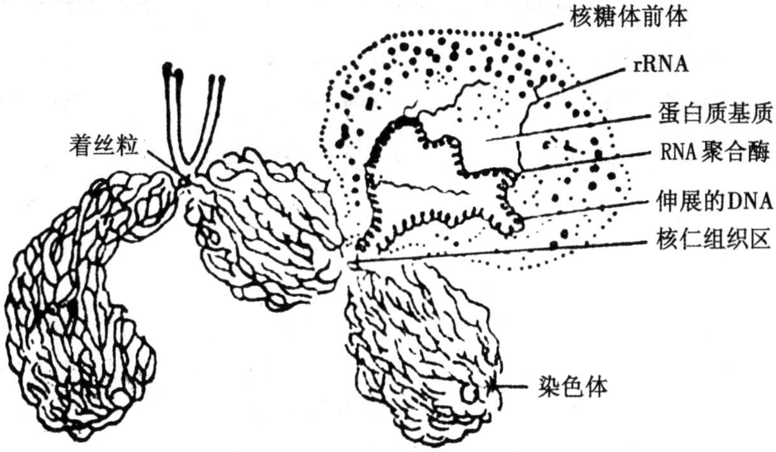

图 2-4-3 核仁结构及其与染色体关系模式图

(二)核仁的功能

核仁的形成与 rDNA 基因的表达,即 rRNA 的形成和包装有密切关系。一个正常的核仁大约有 200 个 rRNA 基因,由于它是多拷贝的,又是快速转录,因此在伸展开的核仁染色质标本中可见到 rRNA 基因的转录、组装。故核仁的功能归纳起来为:一是 rRNA 转录与包装的场所(图 2-4-4);二是制造核糖体的工厂。

核糖体大、小亚基的组装是在核仁内完成的,但核糖体的成熟必须在大、小亚基进入细胞质内才能完成。

图中长的轴丝为 rDNA,沿着 rDNA 丝有一系列重复的箭头样结构单位出现,每一个单位的这段轴丝就是一个基因。从轴丝的两侧伸展开的分枝为 45S 的前体 rRNA 分子。在这个基因上,每隔 200bp 就有一个 RNA 聚合酶Ⅰ,有约 100 个这样的聚合酶分子。在"树尖"处是刚开始转录,合成中的 RNA 分子较短,随着转录的进行,前体 rRNA 逐渐加长,形成特殊的箭头样结构。前体 rRNA 末端与蛋白质颗粒相连接。转录形成的 45SrRNA 进行加工、剪接,去掉一部分 RNA,形成 5.8S,18S,和 28S 的 rRNA 分子,在核仁内与蛋白质组装成核糖体大、小亚基。这样,不难看出核仁是制造核糖体的工厂。

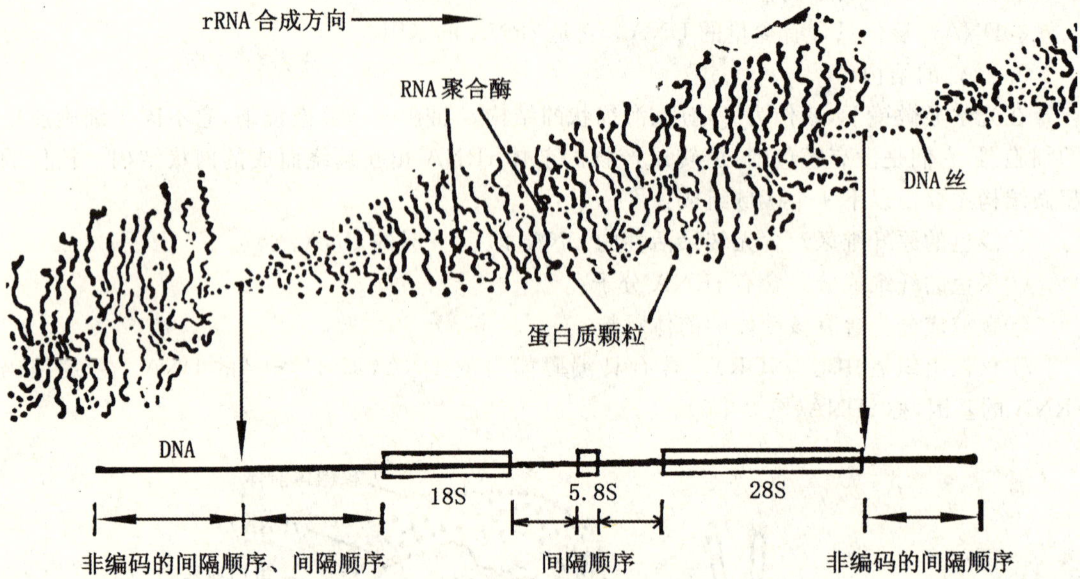

图 2-4-4　rDNA 高效转录所形成的箭头样结构

三、核基质

核基质是指在细胞核内,除核膜、核纤层、染色质与核仁以外的,主要由非组蛋白纤维组成的网络状结构。由于它的结构与细胞骨架很相似,相互之间又有一定的联系,所以也叫核骨架。

近年来,对核基质的研究表明,它主要是为核内的生命活动提供一个场所,如核内染色体 DNA 的有序包装与构建,DNA 复制,基因表达和加工以及核内一系列生命活动等。

四、染色质与染色体

染色质一词首先由 Flemming(1882)提出,它是指间期细胞核内能被碱性染料着色的物质,从现代意义上说,染色质是由 DNA、组蛋白、非组蛋白和少量的 RNA 组成的线性复合结构,是遗传物质在间期细胞的存在形式,常呈网状不规则的结构。染色体是指细胞在有丝分裂或减数分裂过程中,由染色质聚缩而成的棒状结构。间期的染色质有利于遗传信息的复制和表达,分裂期的染色体有利于遗传物质的平均分配,它们是同一物质在细胞间期和分裂期的不同表现形式。

(一)染色质的组成

染色质是由核酸和蛋白质组成的核蛋白复合体。它主要由下面几类物质组成。

①DNA。是染色质的主要成分。

②组蛋白。为碱性蛋白,可分为 H_1,H_2A,H_2B,H_3,H_4 5 类。H_1 富含赖氨酸,其功能与染色质的高级结构形成有关。其余 4 种均属核小体组蛋白,它们参与维持染色体的结构。

③非组蛋白。为酸性蛋白,这类蛋白质含量少,种类繁多(500 多种),功能各异。

④RNA。染色质中含少量 RNA,来源与功能尚存争论。

（二）染色质的超微结构与组装

1974 年 Kornberg 等人根据染色质的酶切降解和电镜观察，提出核小体是构成染色质的基本结构单位，并对染色质如何组装成染色体作了描述。

1. 一级结构——核小体结构

核小体是一个形似算盘珠的盘状结构。它由 5 种组蛋白和 200bp 左右的 DNA 分子组成，组蛋白 H_2A，H_2B，H_3 和 H_4 各提供 1 对形成八聚体的核心粒结构，DNA 分子以 140～160bp 长度绕在其外围 1.75 圈。相邻的核小体间有连接 DNA，每个核小体的连接 DNA 上都结合一个 H_1 分子。核小体是染色质的基本结构，此时染色质的直径为 10nm，呈纤丝状。

2. 二级结构——螺线管

以 6 个核小体组成一圈，紧密缠绕呈螺旋形排列形成直径为 30nm 的粗丝。此结构称为螺线管。

3. 三级结构——超螺线管

螺线管再进一步的螺旋、压缩，形成直径为 700nm 的丝状结构，此结构便为超螺线管。

4. 四级结构——染色单体

超螺线管再次压缩，形成棒状的染色单体结构（图 2-4-5）。

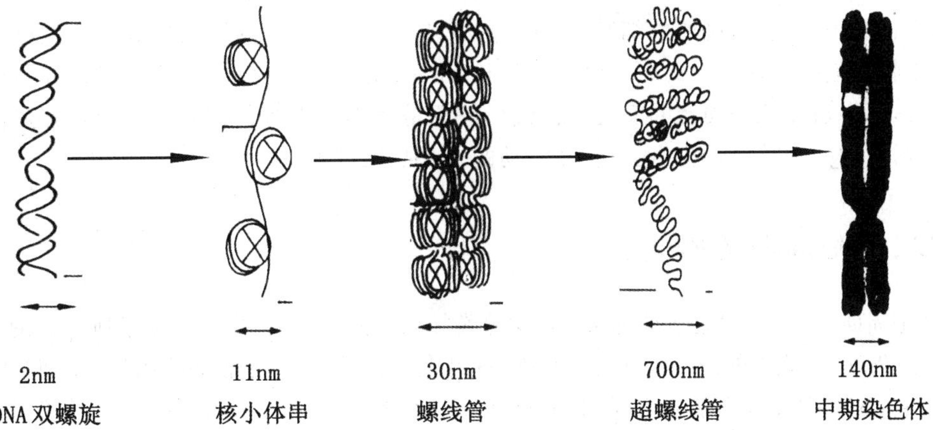

图 2-4-5　染色体的四级结构

（三）染色质的类型

处于间期状态的遗传物质称为染色质。细胞中的染色质主要包括两类。

1. 常染色质

常染色质又称为伸展性染色质或中央染色质。它是指间期核中染色较浅的区域，一般位于核的中央，电镜下呈浅亮区，染色质纤维直径约为 10nm，是间期核中处于伸展状态的 DNA 分子部分，含有单一或中度重复序列的 DNA，在一定条件下具有转录活性，进行基因表达。

2. 异染色质

异染色质又称为浓缩染色质或周边染色质。它是指间期核中染色很深、染色质螺旋化程度高的部分，电镜下染色质纤维卷曲紧密呈颗粒状，直径约为 25nm，多分布于核周边缘，近靠核内膜，异染色质中的 DNA 是高度重复 DNA，很少转录，功能上处于静止状态。

（四）染色体

细胞分裂时，染色质通过一系列的包装形成染色体，它是细胞在有丝分裂时遗传物质存在的特定形式。细胞分裂中期的染色体具有稳定的形态结构特征（详见本书第四章《生命的遗传与变异》）。

（王　敏）

第五节　细胞增殖周期

一、细胞增殖的必然性

细胞的生长和增殖是生物有机体生命活动的重要体现。单细胞的生物经过细胞增殖产生新的后代；进行有性生殖的高等生物，则是由受精卵开始，经过无数次的细胞增殖，和一系列的发育最终形成具有复杂结构的新的生物体，生物体的形成、生长和发育是细胞增殖、生长和分化的结果。即使生物体在发育成熟之后，也仍然需要不断地增殖产生出新的细胞，以代替衰老或损伤的细胞，这样才能维持正常的生命活动。一方面，生物体随时随地都在增殖产生出新的细胞，进行组织的更新，例如血细胞、消化道粘膜上皮细胞、子宫内膜及体表上皮细胞等；另一方面，生物体创伤的修复也离不开细胞的生长、增殖（无论是意外的损伤、手术治疗，还是器官移植等），而有机体免疫功能的实现和世代交替更是离不开细胞的增殖。所以，细胞的增殖既是生命活动的一个重要过程，也是生命活动的一个必然过程。

二、细胞周期的概念

细胞周期（cell cycle）是指细胞从上一次分裂结束开始，到下一次分裂终了所经历的全过程。在这一过程中，细胞中的染色体进行了复制，各组分加倍，然后平均地分配到两个子细胞中。

过去，人们把细胞周期分为间期（interphase）和分裂期（mitotiophase）两个时期，并认为后者尤为重要，是细胞分裂的主要阶段。因为，这一时期的细胞，在光学显微镜下可以明显地观察到细胞中的染色体发生了规律性的变化，以及一个细胞分裂为两个子细胞的变化过程。在光镜下间期的细胞则相对比较安静，无明显的形态和结构的变化。所以，过去人们把这一时期又称为静止期。但是，50 年代人们借助于放射自显影等现代细胞生物学技术，发现间期的细胞并不静止，而是非常活跃，其主要标志是细胞中进行着大量的生化合成，最为重要的活动是 DNA 的复制。因此，从这一角度理解，间期和分裂期都是细胞分裂的重要时期。不同的是：前者表现在细胞中发生着物质方面的变化，后者主要表现为形态方面的变化。根据这些变化的特点，现在人们把细胞周期分为 G_1 期（Gap1）、S 期（DNA synthesis）、G_2 期（Gap2）和 M 期 4 个时期，其中 M 期又分为前期、中期、后期和末期 4 个小分期（图 2-5-1）。

细胞周期所经历的时间则称为细胞周期时间。不同生物、不同组织以及机体发育的不同阶段，细胞周期的时间是不同的。一般而言，S 期、G_2 期和 M 期的时间变化相对较小，不同的细胞 G_1 期持续的时间差异很大。细胞周期时间的长短主要取决于 G_1 期的长短。

在哺乳动物的机体内，细胞进入 G_1 期后，其增殖的情况分为 3 类：（1）连续分裂的细胞，

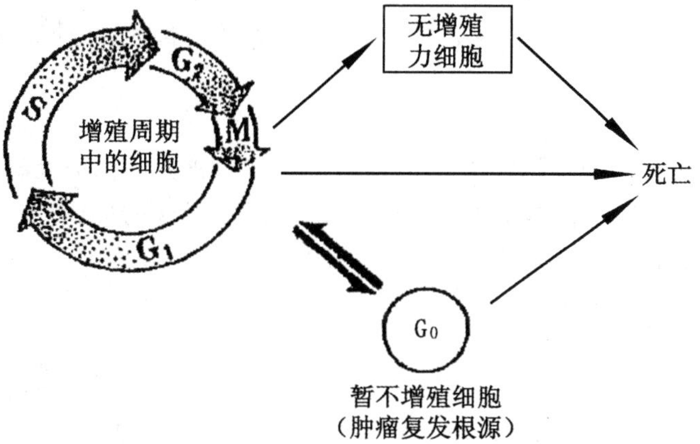

图 2-5-1　**细胞增殖示意图**

即周期性细胞，如小肠上皮隐窝细胞、表皮基底层细胞和部分骨髓细胞；(2)暂时不分裂的细胞，如某些免疫淋巴细胞以及肝、肾细胞，但在适当的刺激下可重新进入细胞周期，也称 G_0 期细胞；(3)不分裂的细胞，如神经、肌肉细胞、多形核白细胞等。一般认为这些细胞不可逆地脱离细胞周期，丧失分裂能力但保持生理活动功能。

三、细胞周期各时相的动态及特点

（一）G_1 期（DNA 合成前期）

G_1 期为新的周期的开始阶段，在此期进行大量的 RNA 和蛋白质的合成。同时，在 G_1 期的后期为 S 期进行物质准备。在此期合成的 rRNA 经加工后与各种蛋白质组装成核糖体亚单位，进入细胞质作为蛋白质合成的场所。合成的 tRNA 和 mRNA 进入细胞质参加蛋白质的合成，从而合成出大量的细胞内结构蛋白和酶蛋白。它们调节和控制着新的细胞成分的代谢活动。在 G_1 期晚期至 S 期，与 DNA 合成有关的各种酶被大量地合成，为 S 期 DNA 的合成准备必要的物质基础。在 G_1 期过渡到 S 期，有 1～2 个调节点，叫限制点（restriction point，R 点），指细胞在周期运行的过程中所具有的控制点，调节并控制 G_1 期的开启或关闭。G_1 期的晚期，也是药物等因素作用于细胞周期的敏感时期。

（二）S 期（DNA 合成期）

在这一时期细胞完成 DNA 的合成，同时合成与染色质构成有关的蛋白质。通常情况下，只要 DNA 的合成一经开始，细胞的增殖活动就会进行下去，直到分成两个子细胞。细胞一般不停留于 S 期、G_2 期和 M 期。但是，在某些情况下，这几个时期也有可能稍微延长。DNA 的复制具有高度的顺序性：S 期的早期阶段合成 GC 含量较高的 DNA 序列，而 S 期的晚期阶段合成 AT 含量较高的 DNA 序列；就染色体而言，常染色质的复制较异染色质的复制为早。中心粒的复制也在 S 期完成。

（三）G_2 期（DNA 合成后期）

G_2 期主要为 M 期做准备。与 M 期结构、功能相关的蛋白质，与核膜破裂、染色体凝集相关的成熟促进因子即在此期合成。微管蛋白的合成在 G_2 期达到高峰，为 M 期纺锤体微管的形成提供了丰富的物质基础。已复制的中心粒在 G_2 期逐渐长的，并开始向细胞两极分离。

（四）M 期

在此期中，发生染色体的凝集，姊妹染色单体的分离，核仁的消失及核膜的破裂然后再重新构建；胞质中有纺锤体的形成，缢缩环的出现，随着两个子核的形成，胞质也一分为二，最后完成整个细胞分裂。这是一个连续不断的动态变化过程。根据形态变化的特点：分为前期、中期、后期和末期 4 个时期（图 2-5-2）。

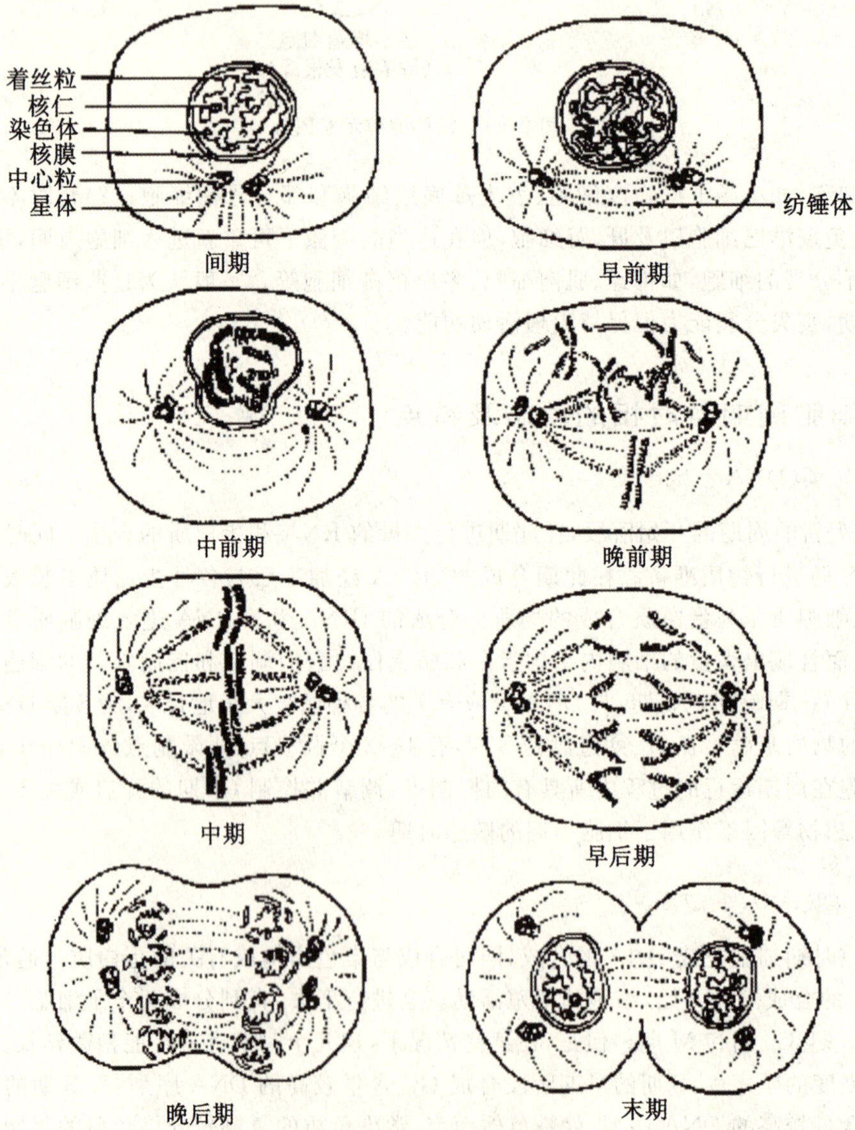

图 2-5-2　动物细胞有丝分裂

1. 前期

前期（prophase）的特征为：染色质的凝集、分裂极的确定、核膜的破裂、核仁的消失；伴随着纺锤体的形成，染色体开始向赤道面运动。前期细胞的染色质丝在S期已经完成了复制，含有完全相同的两条姊妹染色单体。染色质纤维凝集、螺旋化缩短加粗，形成具有一定形态、结构的染色体。姊妹染色单体之间靠着丝粒(centromere)相连，着丝粒两边附着的是由多种蛋白质组成的一种复合结构，称为动粒(kinetochore)，在电镜下呈板状或杯状。其功能是：和染色体纤维相连接，微管可穿透其间；此外，动粒还起着微管组织中心(microtubule organizing center)的作用。在间期已复制的中心粒彼此分离，并开始向细胞两极移动，到达相对位置之时，成为细胞分裂的两个极。核膜的破裂发生于前期末，核膜破裂成为碎散的小泡，其形态相似于分散的内质网，散布于胞质中。核膜的消失成为细胞有丝分裂前期终止的明显标志。核仁的解体发生于前期的最后阶段。伴随着染色质的高度螺旋化，核仁组织者的转录活性逐渐消失。间期转录合成的 rRNA 经过与各种蛋白质的组装，形成核糖体前体，随着细胞的代谢需要而逐渐地转移到细胞质中参与蛋白质的合成，核仁便自然而然地消失了。纺锤体(spindle)是由成束的微管所组成，形成一种纺锤样的细胞器。它由星体微管(astral microtubule)、极间微管(polar microtubule)、动粒微管(kinetochore microtubule)组成。伴随着纺锤体的形成，染色体在纺锤体微管的牵引下，剧烈地旋转、运动、逐渐移向细胞中央的赤道面。

2. 中期

染色体凝集的程度在中期(metaphase)达到最大化，染色体在纺锤体微管的牵引下达到力量的平衡，排列于细胞中央的赤道面(equaltoral plane)上。染色体的两个臂可以伸向细胞的任何一个方向，而着丝粒位于赤道面上形成赤道板(equaltoral plate)。

3. 后期

每条染色体上的着丝粒纵裂为二，伴随着纺锤丝的牵引，两条染色单体彼此分离，向着细胞的两极移动。有人认为，后期时着丝粒的分裂是由于S期外 DNA 的复制形成的。后期结束时，染色体在两极合并成团。在赤道面上，仍然有纺锤丝通过的痕迹。

4. 末期

染色体到达两极不再移动意味着后期的结束和末期的开始。染色体解螺旋开始，其行为是前期的逆过程。在核仁组织区重新出现核仁，核膜重新形成，至此，两个子核形成。

胞质分裂(cytokinesis)相随于末期的进行而发生。在动物细胞的胞质分裂中，随着纺锤体的逐渐解体，位于子核之间的细胞中部，出现由微管及一些囊泡组成的结构，称为中体；与此同时，细胞表面在赤道部位向内缢缩凹陷，逐渐加深而达到中间体，形成环状结构，即收缩环(contratile ring)。随着收缩环的收缩，赤道部位的细胞膜内陷，形成分裂沟，最终使细胞质一分为二，两个子细胞形成。

四、细胞周期的调控

细胞周期的进程严格有序、分阶段进行，同时，细胞周期的调控又是一个极其复杂的过程，涉及不同的因子，而这些不同的因子在细胞周期的不同阶段发挥着不同的作用。它们的特点极其调控方式表现如下：

(一)细胞分裂周期基因

细胞分裂周期基因(cell division cycle gene，cdc gene)，其表达具有细胞周期依赖性或其产物直接参与细胞周期的调控。例如，控制周期“开始”的基因(cdc 28)；控制 DNA 复制的基因(cdc 8);控制细胞质分裂的基因(cdc 24)等多种;有丝分裂因子就是广泛存在的一种 cdc 基因产物。癌基因(oncogene)及抗癌基因(anti-oncogene)则是与细胞周期调控相关的基因,它们不仅对正常的细胞周期进程有关,而且还可在细胞异常的增殖及癌变中起到关键的作用。

(二)细胞周期蛋白

细胞周期蛋白(cyclin)于 1983 年在海胆受精卵中被发现。它的出现和消失在细胞周期中呈周期性的变化,到目前为止,业已发现了多种 cyclin,如 cyclinA,B,C,D,E,F,G,H 等,它们具有不同的分子量,结合不同的蛋白,在细胞周期的不同时期发挥不同的作用。

(三)成熟促进因子

成熟促进因子(maturation promoting factor, MPF)是一种在 G_2 期形成,能促进 M 期启动的调控因子。在 1971 年,被发现于经孕酮处理后、成熟的非洲爪蟾卵母细胞中。MPF 不但能促成熟,还可作用于某些 DNA 结合蛋白,通过对这些蛋白的磷酸化,从而降低其在 M 期与 DNA 结合的能力,以促进染色体的凝集。

(四)环核苷酸

环腺苷一磷酸(cyclic adenosine monophosphate, cAMP)作为胞内第二信使,广泛参与细胞代谢活动,并调节细胞的分裂和分化。在细胞周期的不同时相,cAMP 的含量水平表现出明显的变化:早 G_1 期含量最高,从 G_1 早期到 G_1 晚期,cAMP 的水平逐渐降低到中等水平,直至 S 期仍然维持该水平,而 G_2 期也有较高的浓度,M 期的含量最低。因此,cAMP 具有抑制细胞增殖,促进细胞分化的作用。

环鸟苷一磷酸(cyclic guanosine monophosphate, cGMP)在细胞内含量较少,通常只要 cAMP 的 1/10~1/50,但它同样作为胞内第二信使,调节细胞的分裂和分化。cGMP 的主要作用是:促进细胞内核酸和组蛋白的合成,从而抑制细胞分化,促进细胞增殖。表现出与 cAMP 的相互拮抗作用。但是,环核苷酸对细胞增殖的调节作用机理仍有许多问题尚待阐明。

(五)生长因子

生长因子(growth facter,GF)是一类通过与细胞膜上特异性受体结合,引起一系列生化反应,导致细胞增殖和产生生物学效应的多肽类物质。GF 没有种属特异性,但有一定的组织特异性。其原因是 GF 受体不同的缘故。当 GF 与受体结合后,通过一个信号转换及传递的过程,激活细胞内多种蛋白激酶,最终引起细胞内一系列生物学效应,细胞周期由此受到调节。

(陶宏凯)

复习思考题

1. 哪一类细胞不具有真正的细胞核?
2. 粗面内质网与滑面内质网有哪些不同的地方?
3. 真核细胞中哪两种细胞器具有双层膜?
4. 在细胞中哪一种细胞结构参与了细胞的消化作用?
5. 线粒体和过氧化氢体中均可发生氧化作用吗?其作用是否相同?
6. 什么是遗传密码?其特点如何?

6. 蛋白质的合成与哪些生命大分子和细胞器有关？其合成过程怎样？（简述）
7. 细胞膜的物质运输过程包括哪两大类方式？请说明其过程和特点。
8. 染色体与染色质的化学组成是否相同？为何名称不同？
9. 叙述液态镶嵌模型的主要论点，并阐明膜的特性。
10. 核糖体的形成主要与哪一个细胞器有关？
11. 细胞骨架的主要功能是什么？
12. 何谓细胞周期？
13. 简述细胞周期各时相的特点。

第三章　生命的延续

生物在生长发育的基础上，到一定的阶段都会以各种不同的方式产生与自己相似的后代，以此保证生命得以世代延续，这个现象称生殖。

因生物的种类繁多，所以生物生殖的方式也各不相同。从总的来看，分无性生殖（asexual reproduction）和有性生殖（sexual reproduction）两种。无性生殖一般以营养细胞和营养组织为生殖单位。其主要特点是：在生殖过程中通常只有一个亲体参加，由于没有遗传物质重组的发生，所以亲代与子代的遗传信息是相同的。而有性生殖是由两个亲体产生的生殖细胞的结合来实现的。其特点是：在生殖过程中有两个亲体参加，由于遗传物质的重组和生殖细胞的结合，所以亲代与子代间的遗传信息是有所差异的。

第一节　配子发生

配子发生是指卵子和精子的形成过程，虽然精子和卵子发生在不同性别的个体，其基本过程、基本机制是一致的，如都有细胞增殖期、生长期、成熟期，在成熟期有共同的细胞分裂方式，即减数分裂。

一、精子发生

精子发生是在睾丸的曲细精管中进行的，精子来源于曲细精管的上皮细胞。胎儿期以来，精原细胞在曲细精管中是休止的，到了青春期，其数量开始恢复。一般可分为增殖、生长、成熟、变形 4 个期（图 3-1-1）。

1. 增殖期

睾丸的曲细精管上皮细胞有很强的增殖能力，通过连续的有丝分裂，产生大量的精原细胞，它们的染色体数目与其他体细胞一样为二倍体（2n）。人类的精原细胞染色体数目为 23 对。

2. 生长期

精原细胞经多次分裂后，细胞体积逐渐增大，分化为初级精母细胞。在生长期染色体数目仍为 2n。

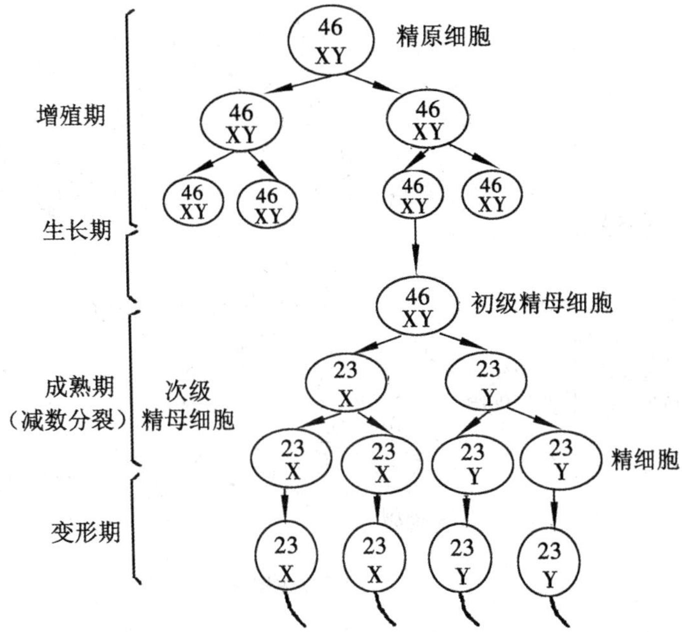

图 3-1-1 精子发生图解

3. 成熟期

初级精母细胞进行减数分裂，经过第一次减数分裂后，每一个初级精母细胞形成两个次级精母细胞，每个次级精母细胞有 23 条染色体，为单倍体细胞(n)。再经过第二次减数分裂，形成两个精细胞。一个初级精母细胞经过两次连续的分裂，但是染色体只复制一次，结果形成了 4 个单倍体的精细胞。精细胞只含有原来染色体数目的一半。

4. 变形期

精细胞成熟为精子，这一阶段为变形期。精细胞由圆形逐渐分化，细胞核极度浓缩，顶体逐渐形成，丢掉多余的细胞质，变成运动灵活的精子。男性在性成熟后，精原细胞不断进行增殖、生长并且减数分裂，变形后成为精子，精子发生周期约需两个月，一个人一生中产生的精子总数约为 10^{12} 个。

二、卵子发生

卵子是由卵巢生发上皮细胞产生的，基本过程与精子发生相似，但无变形期(见图 3-1-2)。

1. 增殖期

卵巢中的原始生殖细胞通过有丝分裂产生卵原细胞。卵原细胞通过有丝分裂进行增殖。其染色体为二倍体(2n)。

2. 生长期

卵原细胞进入生长期，体积显著增大，最终发育成初级卵母细胞。此时细胞质中积累了大量卵黄、RNA 和蛋白质等营养物质。染色体数仍为 2n。

3. 成熟期

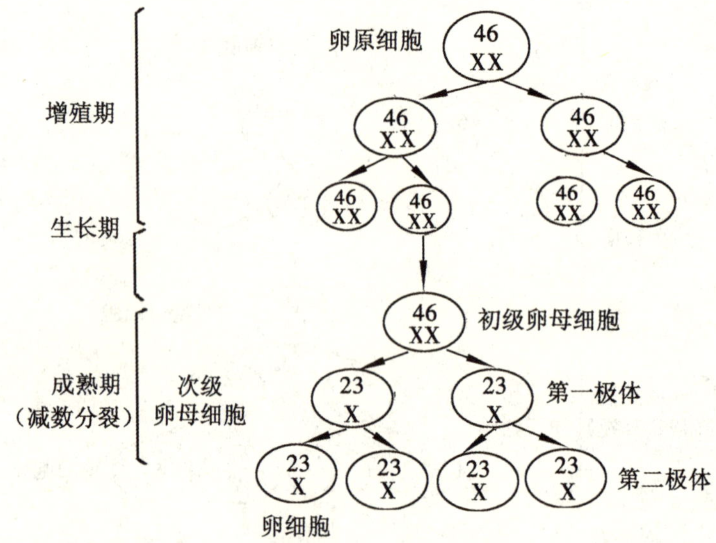

图 3-1-2　卵子发生图解

在成熟期中，初级卵母细胞进行减数分裂，经过第一次减数分裂，由于细胞质的不均等分配形成两个大小不一的细胞，体积大的细胞为次级卵母细胞，另一个体积小的细胞是第一极体。次级卵母细胞进行第二次减数分裂，也形成两个大小不同的细胞，一个是卵细胞，体积较大。另一个是第二极体，体积较小。第一极体也进行第二次分裂，形成两个第二极体，极体不能继续发育而逐渐退化消失。卵细胞和极体都具有单倍数的染色体(n)。由上可知，一个初级卵母细胞经过减数分裂可形成一个卵细胞和 3 个极体。

卵原细胞的增殖是在胚胎发育早期的卵巢中进行的。最初的卵原细胞总数为 400 万～500 万个。胚胎发育的 6 个月左右，卵原细胞全部生长形成初级卵母细胞。初级卵母细胞进一步减数分裂的过程是不连续的、间断的，卵母细胞到卵细胞的形成过程持续十余年到数十年之久。初级卵母细胞得到发育的大约只有 400 个，并且均停留在减数分裂前期Ⅰ的双线期，一直保持到性成熟发生排卵之前。女性个体性成熟后，减数分裂继续进行。每月一个卵泡发育成熟、排卵，形成次级卵母细胞并停留在减数分裂的中期Ⅱ。此时的次级卵母细胞受精后，继续完成减数分裂的后期Ⅱ和末期Ⅱ，形成一个成熟的卵细胞并且释放第二极体。如果未受精，次级卵母细胞则不再继续分裂而蜕变消失在输卵管中。

三、减数分裂

减数分裂(meiosis)是有性生殖个体性成熟后，形成生殖细胞过程中发生的一种特殊的细胞分裂方式。减数分裂的主要特点是 DNA 复制一次，细胞连续分裂两次，结果形成的 4 个配子只含有体细胞染色体数目的一半。

减数分裂的过程包括第一次减数分裂和第二次减数分裂(图 3-1-3)，两次分裂之间，可有一个间隔期。染色体数目的减半及遗传物质的交换均发生于第一次减数分裂中。

(一)第一次减数分裂

1. 间期Ⅰ

间期Ⅰ和细胞的有丝分裂间期相似,染色体在此期完成自我复制,使细胞中的遗传物质成为体细胞的两倍。

2. 前期Ⅰ

持续时间长,同源染色体进行配对、联会、交换,此期细胞有减数分裂所特有的特征,可划分为细线期、偶线期、粗线期、双线期和终变期 5 个时期。

(1)细线期

染色质开始凝集,但仍呈细线状并附着于核膜上,在细线上可见由染色质折叠而成的染色粒,细胞核及核仁的体积均增大。

(2)偶线期

染色质进一步凝集,同源染色体彼此配对。同源染色体是指大小、形态结构相同,一条来自父方,一条来自母方的一对染色体。同源染色体配对的过程称为联会。在联会过程中,配对的同源染色体之间形成了一种蛋白质的复合结构,称为联会复合体。联会的结果每对染色体形成一个紧密相伴的二价体。

(3)粗线期

染色体进一步螺旋化,变粗变短,在光镜下可以看到每一条染色体包含两条染色单体,互称姐妹染色单体。所以配对的同源染色体包含 4 条染色单体,称为四分体。同源染色体的染色单体之间互称为非姐妹染色单体。同源染色体的非姐妹染色单体之间出现交叉,这是父源和母源染色体基因互换或重组的结构基础。

(4)双线期

染色体进一步螺旋化而缩短。同源染色体之间的联会复合体解体。

同源染色体相互排斥而趋向分离,使互换后的染色体之间出现交叉,随着同源染色体逐渐分离,非姐妹染色单体间的交叉点向染色体末端移动,这种现象称为交叉端化。

(5)终变期

染色体更加变短变粗,同源染色体在其端部靠交叉结合在一起,核仁消失,纺锤体形成。随着核膜破裂,纺锤体进入核区,在纺锤体的作用下,染色体开始移向细胞中部的赤道板上。

3. 中期Ⅰ

配对的同源染色体即四分体,排列于细胞的赤道板上。纺锤丝与着丝点相连,使两条同源染色体的着丝点朝向两极。

4. 后期Ⅰ

在纺锤体微管的牵引下,两条同源染色体发生分离,并移向细胞的两极,此时每条染色体均由两条染色单体组成。在移向两极的过程中,非同源染色体之间可发生自由组合。同源染色体的姐妹染色单体的基因组成彼此并不完全相同。因此,父方、母方来源的非同源染色体之间随机组合进入一个子细胞,这增高了精、卵细胞内基因的组合变异的可能性。例如人有 23 对染色体,父母双方有 2^{23} 的组合方式。由于还有前期中非姐妹染色单体之间的交换所造成的重组合,所以除了同卵双生外,几乎不可能得到遗传上完全相同的后代。

5. 末期Ⅰ

染色体到达两极并开始解旋,逐渐变成分散的染色质。核膜、核仁重新出现。胞质分裂,形成两个独立的子细胞,每个子细胞中含有母细胞染色体数目的一半。

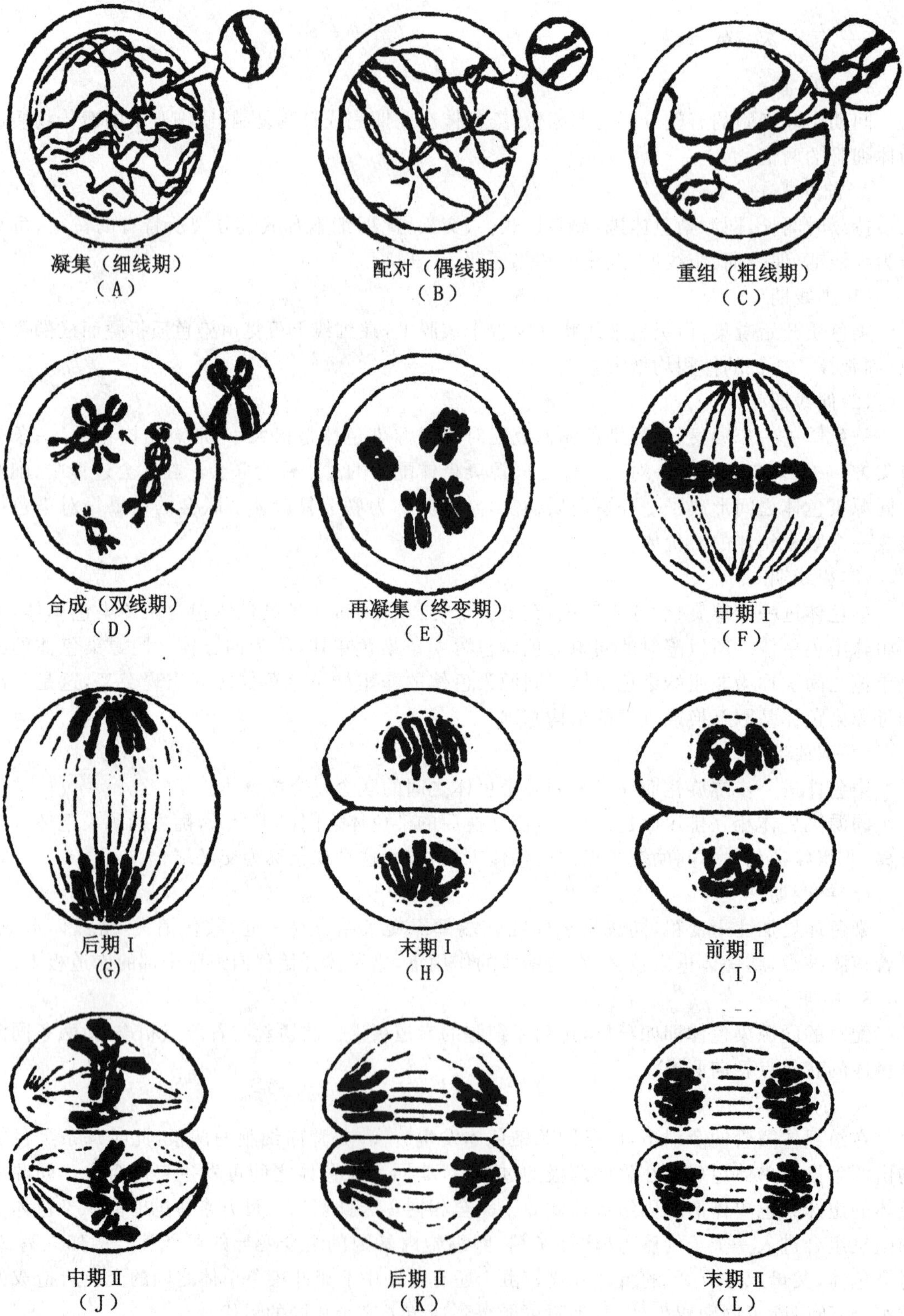
凝集（细线期）
（A）
配对（偶线期）
（B）
重组（粗线期）
（C）
合成（双线期）
（D）
再凝集（终变期）
（E）
中期Ⅰ
（F）
后期Ⅰ
(G)
末期Ⅰ
（H）
前期Ⅱ
（I）
中期Ⅱ
（J）
后期Ⅱ
（K）
末期Ⅱ
（L）

图 3-1-3　减数分裂图解

(二)第二次减数分裂

1. 间期Ⅱ

间期很短,而且不再进行 DNA 复制,有些生物往往没有间期Ⅱ,直接进入前期Ⅱ。

2. 前期Ⅱ

第二次减数分裂和细胞有丝分裂基本相同。核膜、核仁消失。

3. 中期Ⅱ

染色体排列在赤道板位置上。

4. 后期Ⅱ

在纺锤丝微管的牵引下,两染色单体分开,进入两极。

5. 末期Ⅱ

染色单体移至两极后,解旋伸展,核膜和核仁重新出现,同时细胞质分裂后,形成两个子细胞。这时每个细胞各具有 n 条染色体,成为完全的单倍体细胞。

经过减数分裂后,人体精子和卵子的染色体数目为单倍数,受精后形成的受精卵中的染色体数又恢复到二倍体。由受精卵经过有丝分裂形成的体细胞中都具有二倍数的染色体。

第二节 受 精

精子和卵子融合形成受精卵或合子的过程称为受精(fertilization)。不同的生物有不同的受精方式。人类包括爬行类、鸟类和哺乳类,进行体内受精。这是对干旱的陆生环境的适应。同时,人类和哺乳类进行体内发育,以此使胚胎得到充分的营养和保护,提高受精的成功率和胚胎的成活率。

一、配子的成熟与运行

精子的成熟过程为:精原细胞→初级精母细胞→次级精母细胞→精细胞→精子。在曲细精管管壁中,各种不同发育阶段的生精细胞是顺次排列,即由基膜至管腔,从精原细胞发育成为精子约需两个半月。

新生的精子释放进入曲细精管管腔后,本身并没有运动能力,而是靠小管外周肌样细胞的收缩和管腔液的移动运送至附睾内。在附睾内精子进一步成熟,并获得运动能力。附睾内可贮存少量的精子,大量的精子则贮存在输精管及其壶腹部。在性生活中,通过输精管的蠕动把精子运送至尿道。精子与附睾、精囊腺、前列腺和尿道球腺的分泌物混合形成精液,在性高潮时射出体外。

卵子的发育生长从原始卵泡开始,在人类每个月经周期开始有 15～20 个原始卵泡同时开始生长发育,但通常只有一个卵泡发育成熟。原始卵泡经初级卵泡期与次级卵泡期,最后发育为成熟卵泡。成熟卵泡向卵巢表面突出,形成透明的卵泡小斑,在激素的作用下,导致卵泡壁熔化和松解,当卵泡壁肌样细胞收缩,卵细胞与附着的透明冠、放射冠从破裂的卵泡壁处被排出,这一过程称为排卵。排出的卵子旋即被输卵管伞捕获,并送入输卵管。

二、受精

精子与卵子在输卵管壶腹部相遇而受精，精子和卵子相融合形成为受精卵。射入阴道的精子进入输卵管与卵子相遇的过程比较复杂，精子的运行不完全依靠本身的运动，宫颈、子宫和输卵管对精子的运行都起到一定的作用。精液射入阴道后穹窿后，很快就变成胶胨样物质，使精液不易流出体外，并有暂时保护精子免受酸性阴道液的破坏。阴道内的酶对精子具有杀伤作用，可使绝大部分精子失去活力。存活的精子随后又遇到宫颈粘液的拦截。月经中期在雌激素的作用下，宫颈粘液清亮、稀薄，其中的粘液蛋白纵行排列，有利于精子穿行。一部分精子靠本身的运动及射精后引起的子宫收缩，进入子宫腔内。精液中含有很高浓度的前列腺素，可刺激子宫发生收缩，收缩后的松弛造成宫腔内负压，可把精子吸入宫腔，由于输卵管的蠕动推动精子由峡部运行至壶腹部。大多数哺乳动物和人类，精子必须在雌性生殖道内停留一段时间，才能获得使卵子受精的能力，这种现象称为精子获能。获能的主要场所是子宫，其次是输卵管，宫颈也可能有使精子获能的作用。精子与卵子在输卵管壶腹部相遇后尚不能立即结合，顶体外膜与精子头部的细胞膜首先融合，继而破裂，形成许多小孔，释放出顶体酶，以溶解卵子外围的放射冠及透明带，这一过程称为顶体反应。顶体酶包含多种蛋白水解酶，可使放射冠及透明带溶解，在一个精子穿越透明带后，精子和卵细胞膜接触，激发卵细胞发生反应，主要是位于卵细胞周边部的皮质颗粒包膜与卵细胞逐渐融合、破裂，并向卵周隙释放其内容物。精子进入卵细胞后立即激发卵细胞完成第二次成熟分裂，并形成第二极体。进入卵细胞的精子，其尾部迅速退化，细胞核膨大形成雄性原核，随即与雌性原核融合，形成一个具有 46 条染色体的受精卵。受精卵在输卵管的蠕动和纤毛的作用下，逐渐运行至子宫腔。

（欧阳雁玲）

复习思考题

1. 解释下列名词：

①同源染色体	②姐妹染色单体	③非姐妹染色单体
④联会	⑤联会复合体	⑥四分体
⑦交叉的端化	⑧受精	⑨精子获能
⑩顶体反应		

2. 试述第一次减数分裂前期各期的主要特征。
3. 试述减数分裂的过程。
4. 人类的卵子发生和精子发生有何异同点？
5. 简述受精过程。

第四章　生命的遗传与变异

遗传与变异是生命的基本特征。前者是指亲代与子代间的相似现象。亲代与子代之所以相似，是因为亲代与子代间具有基本相同的遗传信息。现代生物学研究阐明：遗传信息储藏在组成DNA分子的碱基序列之中。亲代通过DNA分子的复制，将遗传信息传递给子代，使子代具有和亲代相同的遗传信息，从而表现出相似的现象。变异是指亲代与子代间的差异。这种差异的出现，一方面是因为在生殖细胞的形成过程中遗传物质发生了重组；另一方面是因为DNA分子本身因内、外环境因素的影响发生了改变，从而导致亲代与子代间遗传信息的差异。这是变异的主要原因。生物的区别就在于DNA分子的差异。

第一节　遗传的分子基础

核酸(nucleic acid)是1868年从绷带上的脓细胞核中提取出一种富含磷的有机物，当时取名核素。现在已知所有生物的细胞内都有核酸。核酸分成两类：一类是脱氧核糖核酸(deoxyribo nucleic acid，DNA)，主要存在于细胞核内，少量存在于线粒体中；另一类称为核糖核酸(ribo nucleic acid，RNA)，主要存在于细胞质中。

1953年Waston和Crick提出了DNA双螺旋结构模型，为研究DNA结构与功能的关系奠定了基础。目前认为，绝大多数生物的遗传物质是DNA，极少数病毒的遗传物质是RNA。

核酸的化学组成及结构特点决定了它的生物学功能：储存、复制、传递遗传信息，通过指导蛋白质合成，控制生物的遗传性状。

DNA具有以下基本特征：①存在普遍：DNA普遍存在于各种生物细胞里，惟有RNA病毒无DNA，其RNA起着DNA类似的作用；②数量恒定：同一物种的各组织细胞中，DNA的数量基本一致；生殖细胞DNA含量减半，形成配子，当雌雄配子结合成受精卵后，DNA数量又恢复到体细胞水平；③结构稳定：同一物种各细胞的DNA结构是相对稳定的，改变DNA，均可引起遗传性状的相应变化。

一、DNA的化学组成

DNA分子的基本单位是脱氧核糖核苷酸，由磷酸、脱氧核糖和含氮碱基组成。含氮碱基为腺嘌呤(adenine,A)、鸟嘌呤(guanine,G)、胸腺嘧啶(thymine,T)和胞嘧啶(cytosine,C)。RNA 的基本单位是核糖核苷酸,由磷酸、核糖和 A,G,C,U(尿嘧啶)等 4 种含氮碱组成(图 4-1-1)。

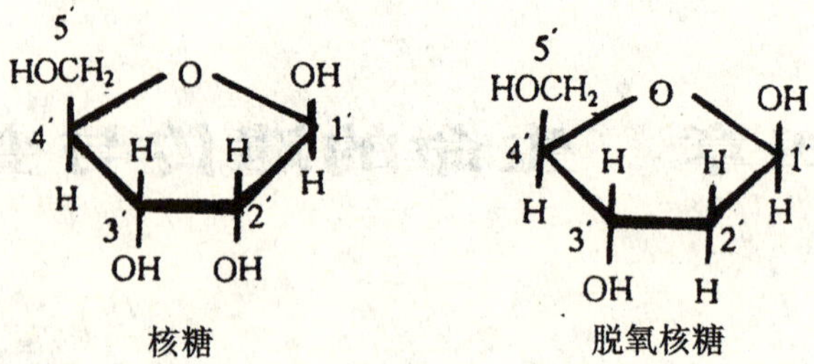

图 4-1-1 核糖与脱氧核糖

二、DNA 的分子结构

(一)多核苷酸链

一个脱氧核糖核苷酸中的脱氧核糖第 5 位碳(5’)相连的磷酸可与相邻的另一核苷酸的脱氧核糖第 3 位(3’)碳上的羟基脱水形成 5’,3’磷酸二酯键。通过磷酸二酯键,多个核苷酸则可串联成多核苷酸链,其 5’端有磷酸基,3’端有羟基(—OH)。碱基的种类、数量和排列顺序,决定了 DNA 的一级结构。由于 DNA 分子很大(4 千万～40 亿个核苷酸),所以,核苷酸的排列组合类型是巨大的天文数字。假如某一段 DNA 分子的核苷酸有 100 对,组合类型则有 4^{100} 种(图 4-1-2)。

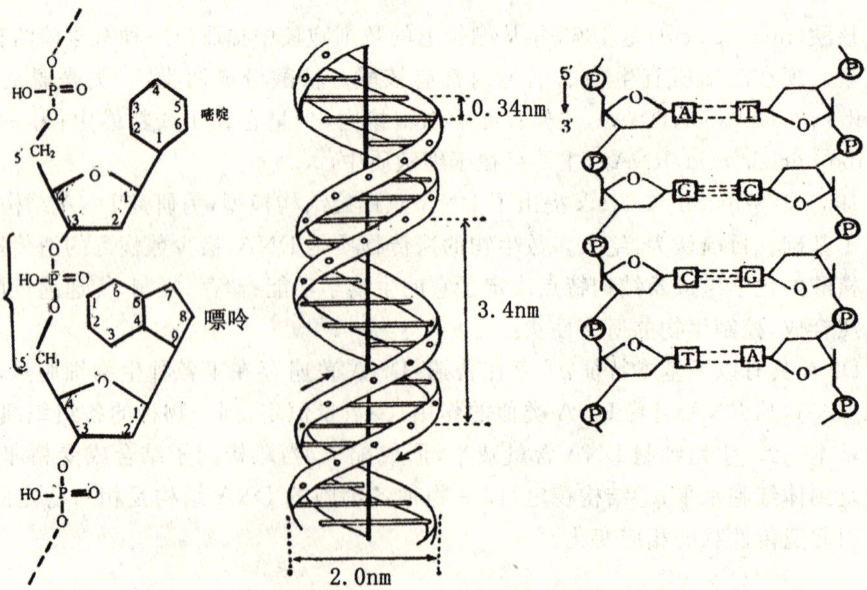

图 4-1-2 多核苷酸链及 DNA 双螺旋结构

（二）空间结构

1953 年 Waston 和 Crick 根据 DNA 的 X 射线衍射图谱及其它研究提出了 DNA 双螺旋结构模型（回旋结构），特点如下：

（1）DNA 由两条平行反向排列的脱氧多核苷酸链组成，一条链为 3'→5'端，另一条链为 5'→3'。两链以脱氧核糖和磷酸形成的长链为基本骨架，围绕同一中心轴构成右手螺旋结构（B 型 DNA）。

（2）两条多核苷酸链的碱基在双螺旋内侧以氢键相连，其中 G 与 C 通过 3 个氢键配对（G＝C），A 与 T 通过两个氢键配对（A＝T）。

（3）双螺旋的直径为 2nm，螺距为 3.4nm，内含 10 个碱基对，即相邻碱基对的平面间距为 0.34nm。DNA 双螺旋多为线形，也有环形者（如线粒体 DNA、细胞质粒 DNA 等）。

DNA 双螺旋绕组蛋白八聚体 1.75 圈，形成核小体，核小体借连接部形成串珠状结构；6 个核小体围一圈形成螺线管；螺线管再折叠成超螺线管，最终缠绕成染色单体。

三、RNA 的种类和功能

细胞中的 RNA 分为 3 类：即 mRNA，tRNA，rRNA。它们由 DNA 分子指导合成，多为单链结构，但其分子可通过自身回折形成许多短的双股螺旋区，在这些区域内 A 与 U，G 与 C 分别配对形成氢键。这 3 种 RNA 都与蛋白质的合成有着密切的联系。其中 mRNA 在蛋白质合成过程中起模板作用，tRNA 起运输氨基酸的作用，rRNA 起蛋白质合成的场所作用。

第二节　基因的结构和功能

一、基因的概念

1865 年奥地利遗传学家孟德尔（G. Mendel）通过豌豆杂交试验，提出生物的各种性状由细胞内的“遗传因子”决定，并总结出遗传因子的分离律和自由组合律。1909 年丹麦遗传学家 W. Johannsen 用基因（gene）代替“遗传因子”，并沿用至今。1910 年美国遗传学家摩尔根（T. H. Morgan）用果蝇进行遗传学研究，证实了孟德尔的遗传因子（基因）在染色体上呈直线排列，提出了基因的连锁互换律，发表了著名的《基因论》。1941 年 Beadle 等通过红色链孢霉的实验，提出“一个基因一个酶”学说。后来，又发展为“一个基因一条多肽”学说。虽然对基因认识不断加深，但起决定性作用是 1953 年 Waston 和 Crick 根据 DNA 的 X 射线衍射图谱及其他研究提出了 DNA 双螺旋结构模型（回旋结构），令人信服地解释了遗传物质 DNA 应有的自我复制机理。1966 年 Nirenberg 用实验方法破译了全部遗传密码，即 DNA 链上 3 个特定的核苷酸决定一个氨基酸，解开了生物界的千古之谜，证实了基因的本质是 DNA。

目前认为，基因是特定的 DNA 片段，带有遗传信息，可通过控制细胞内 RNA 和蛋白质（酶）的合成，进而决定生物的遗传性状。基因可自我复制，可发生突变和重组。从功能上基因可分为两种：结构基因和调控基因：前者为编码蛋白质的基因；后者为可调节控制结构基因表达的基因。

二、人类基因组

基因组(genome)指成熟生殖细胞(单倍体细胞)的全部基因总和。人类 DNA 分为核内 DNA 和线粒体 DNA,所以,人类基因组包括细胞核基因组和线粒体基因组。

(一)细胞核基因组

核基因组含有人类的绝大多数基因。正常人类体细胞有两套染色体,即二倍体(2n),它们含有两个基因组。每个单倍体基因组约含 3.2×10^{9} bp(碱基对)。可分成以下类型。

1. 单一序列(unique sequence)

在一个基因组中仅有一个或几个拷贝。大多数编码蛋白质(酶)的结构基因属这种结构形式,但只占单一序列中的很少部分。单一序列占基因组 DNA 的 60%～65%。

2. 重复序列(repetitive sequence)

在基因组中有多份拷贝的序列。包括高度重复序列、中度重复序列、基因家族及基因簇。重复序列在基因组中占 30%～35%。

(1)高度重复序列

序列长度短,数个至几百(＜200bp),重复拷贝频率高(＞10^{9} bp),约占基因组的 10%。高度重复序列于染色体的着丝粒、端粒、Y 染色体长臂的异染色质区,即电泳带中的卫星 DNA。散在或串联分布,不转录,不编码,作用主要是构成基因间隔,维系染色体结构,减数分裂中同源染色体联合配对有关。

(2)中度重复序列

序列长度在 300～7 000bp 之间,拷贝数 10～10^{6} 不等,不编码蛋白质。例如人类 Alu 家族,其序列约 300kp,重复 30 万～50 万份;Kpnl 家族的序列长1.2～1.9kp,有 3 000～4 800bp 份拷贝;还有 Hinf 家族和多聚 dT～dG 家族等。其功能可能与基因表达调控,DNA 复制、转录及转录后加工等有关。

(3)多基因家族

基因家族(gene family)指进化来源相同,结构、功能相同或相似的一组基因。基因家族成员通常由某一祖先基因经过突变或重复而产生。基因家族分成两类:①基因家族中的不同成员分布在不同的染色体上,编码一组功能相同或相关的蛋白。如微管蛋白基因家族中,微管相关蛋白 2、微管相关蛋白 T_1 和微管相关蛋白 T_2 基因分别位于 2q34～q35,17q21,6p21 等处。②基因家族成员紧密排列在一条染色体的特定区域,集中成簇,同时发挥作用而合成某些蛋白质。如人类白细胞抗原(HLA)基因簇位于 6p13,α 珠蛋白基因簇和 β 珠蛋白基因簇分别位于 16p13 和 11p15 上。

3. 假基因(pseudo gene)

指多基因家族中,不能产生有功能基因产物的基因结构。与功能基因有同源性,原有的功能后来在进化过程中发生突变而失去活性,但仍保留在基因组中。如人类珠蛋白基因簇中的假基因。

4. 调节序列

调节序列(waor seqllence)是人类基因组 DNA 中结构基因两端(侧翼)的特殊短小序列,参与基因表达的调控。例如启动子 TATA 框、CAAT 框、GC 框、增强子序列和终止子回文结构序列等。

(二)线粒体基因组(mitochondrial DNA,mtDNA)

是存在于细胞质线粒体中的一种能自我复制、相对独立的小基因组,为母系遗传方式。是由 16 569 个碱基对组成的环状双链 DNA,只含 37 个基因,分别编码 13 种蛋白质、22 种 tRNA、2 种 rRNA。mtDNA 结构排列紧密、高效;基因间隔短或无间隔,无内含子序列;部分 mtDNA 的遗传密码与核内 DNA 的通用密码不同。

mtDNA 突变与十几种人类神经系统及神经肌肉系统疾病有关。如 leber 遗传性视神经病、肌阵挛性癫痫、神经性肌无力、共济失调及色素性视网膜炎综合征及心肌病综合征等。

三、基因的结构

绝大多数真核生物基因是断裂基因(split gene),由编码区和非编码区两部分构成,编码区包括外显子和内含子,非编码区位于编码区的两侧,即上游和下游,又称侧翼序列,包括启动子、增强子、前导区及下游的终止序列(图 4-2-1)。

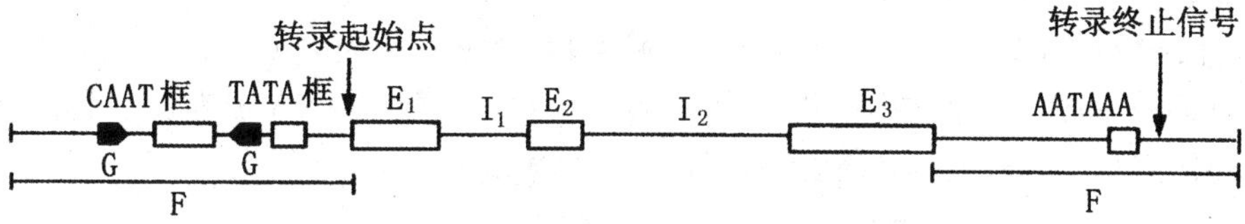

图 4-2-1 人血红蛋白 β 珠蛋白基因

E-外显子; I-内含子; F-侧翼序列; G-GC 框

1. 编码区

外显子(exon)是基因中可表达为多肽的部分;内含子(intron,I)是非编码序列,内含子也可转录到 mRNA 前体中,但在 mRNA 成熟过程中被剪切,最终不能翻译成多肽片段。不同的基因,内含子、外显子的数目和长度各异。

2. 外显子与内含子接头

外显子与内含子相连接的部位通常是高度保守的特定序列,即内含子 5'端都是 GT 开始,3'端都是 AG 结尾,这种接头方式称为"GT－AG 法则"。这两组碱基是真核基因中普遍存在的,在 RNA 中对应为 GU－AG,是 RNA 剪接的信号。

3. 侧翼序列(lanking sequence)

参与基因表达的调控。这些序列在不同的基因变化不大,是一些保守序列。

(1)启动子(promotor)

又称启动基因,通常位于转录起始点上游约 100bp 范围内,是与 RNA 聚合酶特异结合使转录开始的 DNA 序列,包括以下元件。

①TATA 框(TATAbox)

TATA 框位于转录起始点上游约—26—34bp 处,TATA 框能够与转录因子 TF 结合,再与 RNA 聚合酶Ⅱ形成复合物,从而准确识别转录的起始位置,控制转录的准确性。

②CAAT 框(CAATbox)

CAAT 框位于上游—80—100bp，也是一段保守序列，由 9 个碱基组成，即 GGC(T)CAATCT，转录因子 CTF 能够识别 CAAT 框并与之结合，从而激活转录。如果 CAAT 区发生突变，将导致转录效率的急剧下降。

③GC 框(GCbox)

GC 框位于上游—80—110bp，其序列为 GGGCGG，有两个拷贝，居 CAAT 框的两侧，能够与转录因子 SP1 结合，从而激活转录，增强起始转录的效率。

(2)增强子(enhancer)

是增强基因转录效率的 DNA 序列。增强子在基因中的位置不固定，位于编码序列的上游或下游，甚至在内含子中，增强子具有转录特异性，可与特异组织因子结合，对表达的调节作用因组织器官的不同而不同。例如，免疫球蛋白基因的增强子只在 B 淋巴细胞中活性最高；人类胰岛素基因的增强子能与胰岛 β 细胞中的特异蛋白因子结合，增强胰岛素基因的转录，其他组织无此因子，故胰岛素基因只在胰岛 β 细胞中表达。

(3)前导区(leader region)

是位于转录起始点至起始密码之间的一段序列，也称为 5'端非翻译区(5'UT)。此段序列能够被转录，但不被翻译，转录后此段序列起维持 mRNA 稳定性的作用。

(4)终止序列(tailer sequence)

是位于结构基因末端，起终止转录作用的一段核苷酸顺序，由 AATAA 顺序和一回文顺序(反向重复顺序)构成。其中 AATAAA 是转录产物——前 mRNA 成熟加工的多聚腺苷酸的信号，而回文顺序则构成转录终止的信号。

四、基因的复制

基因的复制(replication)以 DNA 复制为基础。

在原核生物中 DNA 复制只有一个复制起点，向两个方向进行复制，最终两个复制叉汇于一点而复制成两个 DNA 分子(图 4-2-2)。

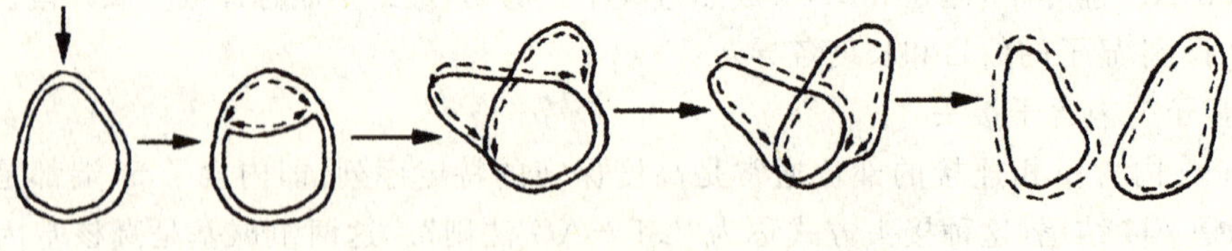

图 4-2-2 细菌的环状 DNA 的复制

DNA 的复制发生在细胞周期的 S 期。其中常染色质复制早；异染色质复制较晚，称为迟复制(late replication)。每条染色体含有一分子 DNA。每个 DNA 分子上有多个复制单位，称复制子(replicon)，每个复制子含 30～300kb，DNA 的复制从复制起始点开始双向进行，每一方向呈复制叉状，随着复制叉移动，相邻的复制子汇合相互连接，若所有复制子汇合连接成两条连续的 DNA 分子时，复制完成(图 4-2-3)。

在模板链方向是 3'～5'时，新合成的 DNA 链的方向沿 5'～3'进行，复制是连续的，速度较快，称为前导链(leading stRNAd)。而以 5'～3'链方向为模板合成的 3'～5'方向的互补链，合成过程则需要引物(一段长约 10bp 的 RNA 序列)，以提供 DNA 聚合酶所需的 3'端，而且复制是不连续的，形成冈崎片段(Okazaki fragment)。冈崎片段之间在 DNA 连接酶(DNA ligase)的作用下，补上缺口，因其速度较慢，称后随链。总的来看复制是多点、双向、依碱基互补原则、半不连续的，复制后的两个 DNA 分子中碱基序列与复制前的 DNA 分子相同，各含有一条旧链和一条新合成的链，因此 DNA 的复制又称半保留复制(semi－conservation replication)(图 4-2-4)。

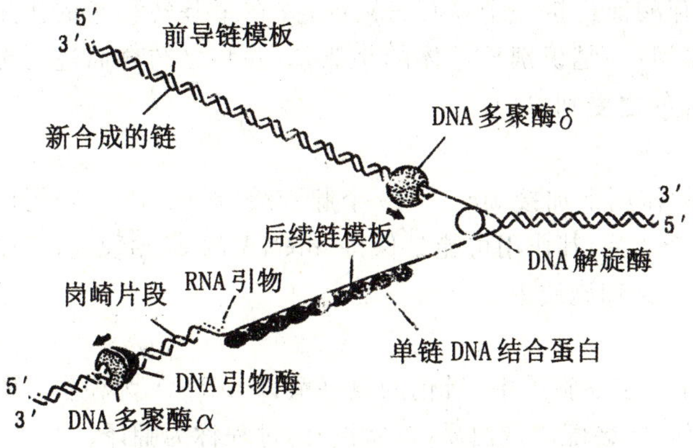

图4-2-3　复制叉

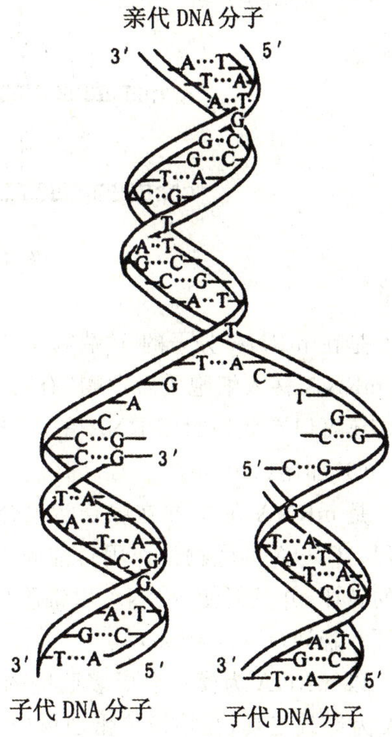

图4-2-4　DNA的半保留复制

五、基因的表达

(一)基因表达(gene expression)

贮存在 DNA 中的遗传信息在细胞核内进行转录形成 mRNA，并在细胞质内由 mRNA 经过翻译转变成具有生物活性的蛋白质分子的过程，称为基因表达(gene expression)。

1. 转录(tRNAscription)

在细胞核内，以 DNA 为模板合成 mRNA(信使 RNA，messenger RNA)的过程称为转录。作为基因来说，DNA 双链分子中只有一条链带有遗传信息，称作编码链，而另一条链为其互补序列，称作反编码链。转录时，以 DNA 的反编码链为模板，从转录起始点开始，以碱基互补的方式合成一个 RNA 分子，此时的 RNA 分子称为核内异质 RNA(hnRNA)，包括外显子、内含子和部分侧翼序列。需经过戴帽、剪接、添尾等加工才能形成成熟的 mRNA(图 4-2-5)。

(1)剪接(splicing)

在酶的作用下，按 GT－AG 法则内含子切掉，然后把各个外显子按照一定顺序拼接起来，形成连续编码的 mRNA 链的过程。

(2)戴帽(caPPing)

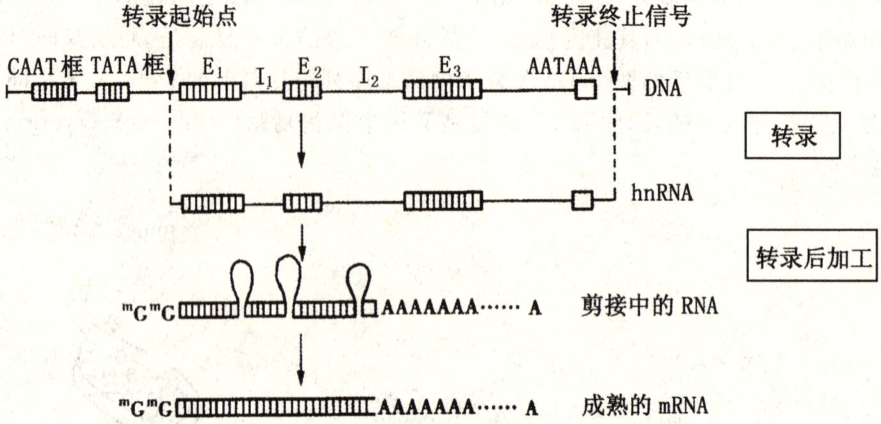

图 4-2-5 hnRNA 的转录与加工

是在 mRNA 分子的 5'端第 1 个核苷酸前连接一个鸟苷三磷酸，并在甲基转移酶的作用下，mRNA 移入细胞质后，"帽"有两个作用：一是识别核糖体的小亚基，并与之结合而进行翻译。还可以有效地封闭 RNA 的 5'末端，使之受到保护。

(3)加尾(tailing)

是 mRNA 在 3'端在腺苷酸聚合酶的作用下加接 100～200 个腺苷酸，形成(PolyA)尾的过程。PolyA 的生物学作用目前尚不完全清楚，其作用可能是保持 mRNA 的 3'端稳定，不受酶的破坏，并且促使 mRNA 由细胞核转运到细胞质中。

2. 翻译(translation)

以 mRNA 为模板合成多肽链的过程。在细胞质中，活化的氨基酸以 mRNA 为模板，tRNA 为运载工具，在核糖核蛋白体(核糖体)上装配为蛋白质(多肽链)的过程称为翻译。

值得注意的是，翻译过程通常有 5～6 个甚至数 10 个核糖体与一个 mRNA 分子结合，同时进行翻译，这种聚合体也称为多聚核糖体(polyribosom)。一个核糖体附着到一个 mRNA 分子的起始部位沿着 5'→3'方向移动并合成多肽时，另一个核糖体又附着到此 mRNA 的起始部位，开始翻译，合成另一条多肽链。结果，多个核糖体可以在同一条 mRNA 模板上，按不同进度翻译出多条相同的多肽链。

(二)中心法则及其修订

1958 年，Crick 提出"DNA→RNA→蛋白质"的单方向基因表达模型，但 1970 年 Baltinrore 等人发现 RNA 病毒的逆转录现象，同时发现 RNA 能自我复制和翻译，于是对 Crick 的中心法则进行了修正，修正后的中心法则如图 4-2-6 所示。

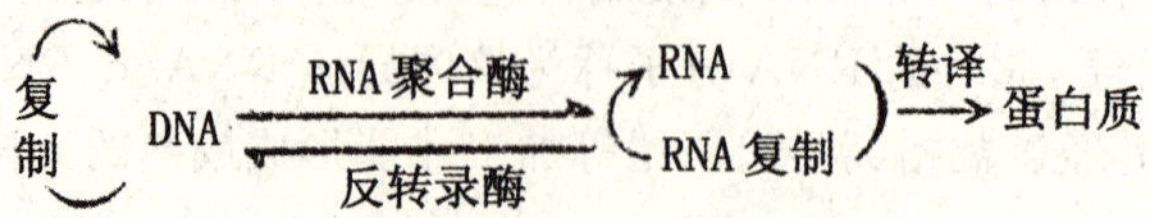

图 4-2-6 中心法则及其修正

六、基因表达的调控

（一）原核生物的基因调控

1. 操纵子(operon)

功能上相关的一组基因在染色体上串联而成的一个转录单位。一个操纵子只含一个启动序列及数个可转录的编码基因，操纵子既是基因转录的单位，也是基因表达调控的单位。

2. 乳糖操纵子(lactose operon)

1961 年 Jacob 和 Mond 提出的大肠杆菌乳糖代谢控制和调节的基因机制模型，全长约 6kb，包括结构基因和操纵基因序列两类，结构基因 3 个（LacZ、lacY 和 lacA，分别编码 β-半乳糖苷酶、半乳糖透性酶和乙酸基转移酶），操纵基因序列包括操纵基因 O、启动子 P、调节基因 R，调节基因位于操纵子上游较远处，其产物称阻遏蛋白（阻遏物）。该操纵子的开启受乳糖诱导，当环境中无乳糖时，阻遏物与操纵基因结合，妨碍了 RNA 聚合酶Ⅱ与启动子的结合，从而使操纵子处于关闭状态，结构基因停止转录（图 4-2-7）。当环境中有乳糖时，阻遏物则因与乳糖结合而改变了构象，不再与操纵基因结合，此时 RNA 聚合酶Ⅱ就与启动子结合而表达出 3 种酶，将乳糖分解成葡萄糖和半乳糖，当乳糖分解完毕，阻遏物再与操纵基因结合，操纵子进人关闭状态（图 4-2-8）。

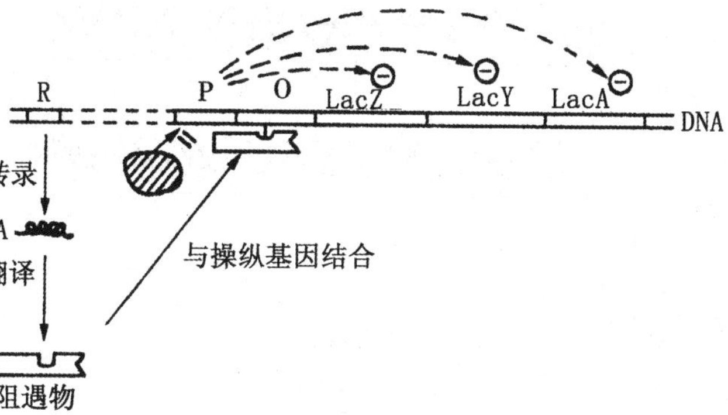

图 4-2-7 乳糖操纵子关闭状态

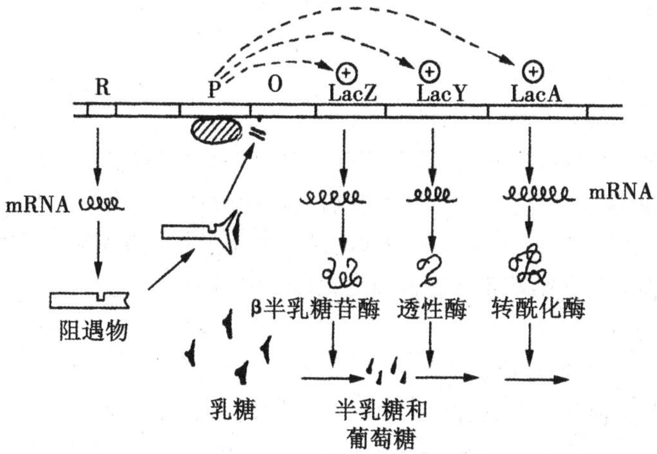

图 4-2-8 乳糖操纵子开放状态

(二)真核生物的基因调控

真核细胞的表达有时空、组织特异性,复杂的代谢能有序地进行,除了基因的表达,还在于细胞内存在着基因表达的调控系统。真核生物的基因调控比原核生物更复杂,其中,转录水平的调控是最主要的调控途径。

1. 转录前调控

(1)组蛋白与非组蛋白

组蛋白与DNA结合后,将DNA束缚使其不能转录;非组蛋白可解除组蛋白对DNA转录的抑制,促进DNA转录,是转录前调控的重要方式(图4-2-9)。

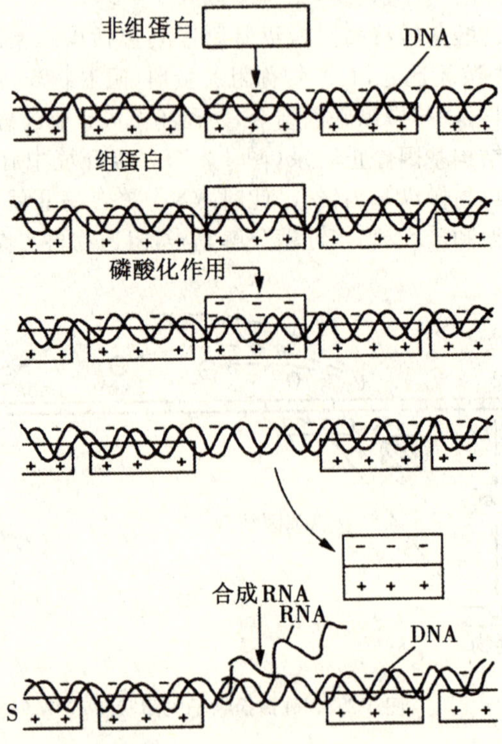

图 4-2-9　组蛋白转位模型

(2)真核细胞基因调控系统

环境中的激素-受体复合物与感受基因结合后,感受基因激活其邻近的整合基因表达出整合基因产物(活化物,激活蛋白),激活蛋白解除感受器对结构基因的抑制,结构基因开始转录。一个感受基因可以控制几个整合基因,一个整合基因所形成的活化物可作用于几个感受器,而每个感受器又可对几个不同或不连续在一起的结构基因发挥调节作用;另外,一个结构基因也可以有几个感受器,以适应外界环境的各种变化(图4-2-10)。

2. 转录水平的调控

是真核生物基因表达的关键。

RNA聚合酶有3种:RNA聚合酶Ⅰ(pol A)转录核仁内的18S,5.8S和28S的rRNA基因,RNA聚合酶Ⅱ(pol B)催化DNA转录为mRNA,RNA聚合酶Ⅲ(pol C)催化tRNA和

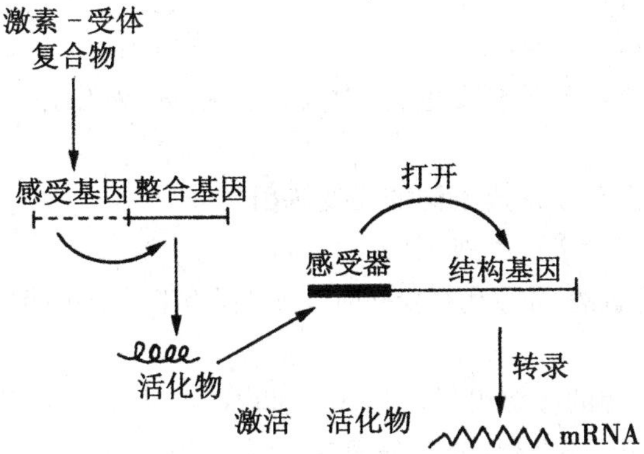

图 4-2-10 真核基因调控系统

5SrRNA 的转录。

启动子决定双链 DNA 中的转录链，为 RNA 聚合酶提供结合部位并且准确地识别转录起始点。3 种 RNA 聚合酶的启动子是不同的。启动子通过转录因子(SPI,CTF 和类固醇激素受体等)与 RNA 聚合酶结合形成转录启动复合体。

增强子能够加强启动子的效应，提高基因转录的效率。

3. 转录后调控

主要控制 hnRNA 的加工过程。通过不同的剪切和拼接方式使一个基因的转录初产物(hnRNA)产生出不同的成熟 mRNA，从而翻译出不同的蛋白质。

4. 翻译水平的调控

许多因素均能影响蛋白质的合成，如核糖体数量、mRNA 的成熟度、启动因子(IF)、延伸因子(EF)、释放因子(RF)和各种酶等。

5. 翻译后水平的调控

翻译出的初始多肽链还需进一步加工才具生物活性，如线状分子折叠成一定的空间构形；经化学修饰加糖形成糖蛋白；几种不同的多肽链组装成蛋白质等。

七、基因突变(gene mutation)

在一定外界因素影响下，基因的结构(核苷酸顺序或数目)发生改变，引起遗传密码改变，从而导致蛋白质改变，最终使表型改变。自然状态的细胞和个体称野生型；发生了基因突变的细胞和个体称突变型。自发突变(spontaneous mutation)是由于某些自然诱变剂的作用或由于偶然的碱基配对错误所产生的突变；诱发突变(induced mutation)是诱变剂诱发的突变。体细胞的突变一般只引起细胞的功能改变，即细胞恶变导致肿瘤发生，若突变影响到生殖细胞可遗传给后代。

(一)基因突变的分子机理

DNA 分子中单个碱基的改变称点突变(point mutation)；多个碱基的改变(缺失、重复、重排和插人)称片段突变(fragment mutation)。

1. 基因突变的一般特性

(1)随机性

基因突变符合概率原理而随机发生(人为诱导的基因突变除外)。

(2)多向性

野生型基因可经多次突变形成不同的突变基因。

(3)多效性

突变基因的可能是有害的(如致病突变基因),或者是有益的及可能是中性的(遗传多态现象)。

(4)稀有性

在自然界中,自发突变的频率很低(1×10^{-9}/世代)。人类单基因病大都为自发突变的结果,如血友病 A 为 20×10^{-9}/世代,苯丙酮尿症(PKU)为 25×10^{-9}/世代,白化病和全色盲为 28×10^{-9}/世代,进行性肌营养不良(DMD)为$(43\sim95)\times10^{-9}$/世代。

(5)可重复性

基因突变不是一次性的,可以特定的突变频率反复发生。

(6)可逆性

正常基因与突变基因之间可以通过突变相互转化。由正常基因转变为突变基因的过程称为正突变;由突变基因转变为正常基因的过程称为反突变或回复突变(back mutation),发生机会极少。

2. 基因突变的方式

碱基替换(base substitution),亦称碱基置换,是指一个碱基(对)被另一个不同碱基(对)所取代,从而使原有遗传密码的意义发生了改变。转换(transition)同类碱基之间(嘌呤与嘌呤、嘧啶与嘧啶)的替换,如 G(鸟嘌呤)变为 A(腺嘌呤)。颠换(transversion)异类碱基之间(嘌呤与嘧啶)的替换,如 G(鸟嘌呤)变为 T(胸腺嘧啶)(图 4-2-11)。碱基替换有下列几种:

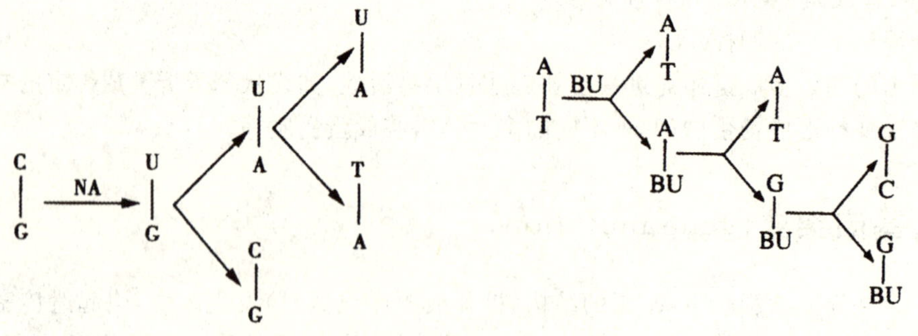

亚硝胺(NA)引起的转换　　　　溴尿嘧啶(BU)引起的转换

图 4-2-11　碱基转换示意图

(1)同义突变(same sense mutation)

指碱基替换后,密码子改变,由于遗传密码的兼并性,仍然编码同一种氨基酸,不表现突变效应。如 DNA 的 GCG 变为 GCA,突变前后 RNA 上对应的两个密码子 CGC 和 CGU 均编码精氨酸。

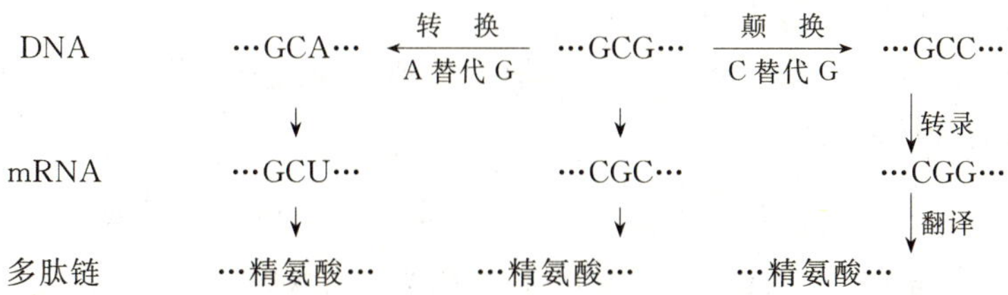

图 4-2-12 **同义突变**

(2)错义突变(missense mutation)

指碱基替换后的密码子与替换前的密码子编码不同的氨基酸,导致异常突变或中性突变效应,可产生异常的或低(无)活性的蛋白质或酶。如 DNA 的 TTT 变为 TGT,将会导致 RNA 的密码子 AAA(赖氨酸)变为 ACA(苏氨酸)(图 4-2-13)

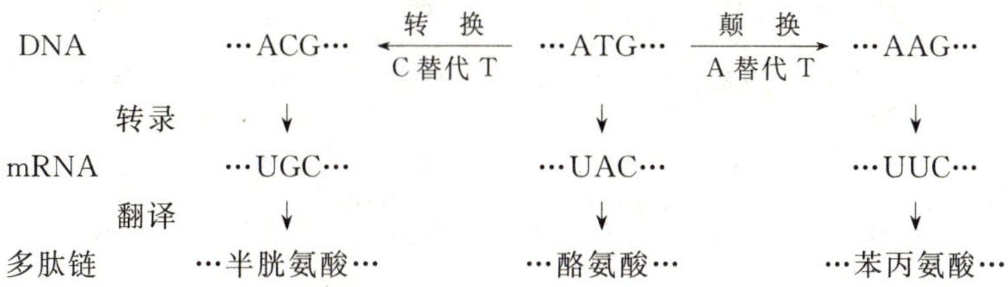

图 4-2-13 **错义突变**

(3)无义突变(non-sense mutation)

替换后的密码子为终止密码子,使得翻译提前终止,产生的蛋白质或酶大都失去活性或丧失正常功能。如 DNA 的密码子 ATG 变为 ATT 则转录后 RNA 的 UAC(酪氨酸)变为终止密码 UAA(图 4-2-14)。

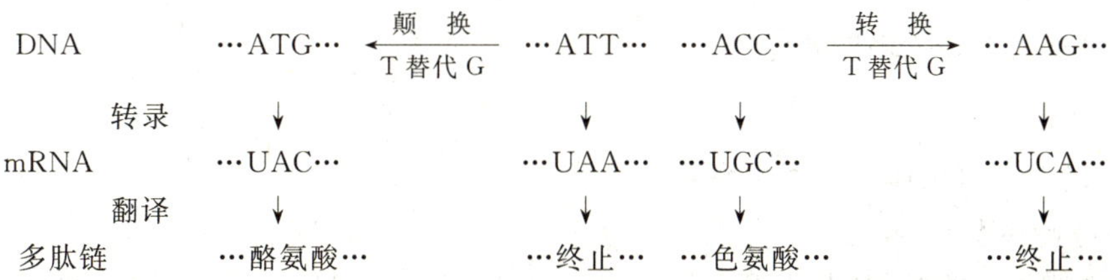

图 4-2-14 **无义突变**

(4)终止密码突变(termination codon mutation)

终止密码替换成编码密码,多肽链合成延长至下一个终止密码方停止,结果形成了长链多肽(图 4-2-15)。

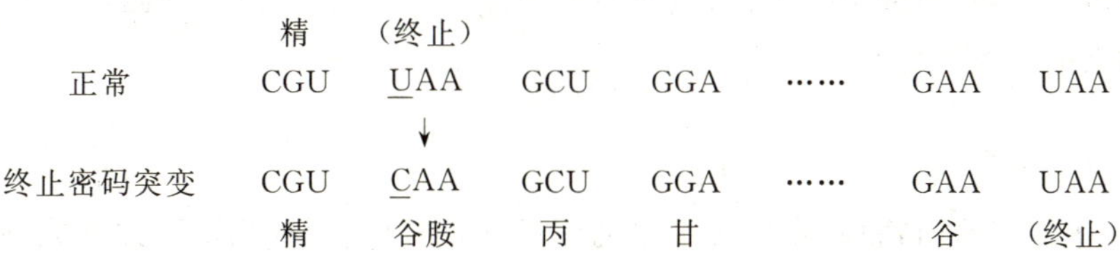

图 4-2-15 **终止密码突变**

(5)移码突变(frame shift mutation)

DNA 链上插入或丢失 1 个或多个碱基,导致插入或丢失碱基部位之后的密码依序发生改变,造成多肽链延长或缩短。

	苏	赖	丝	脯	丝	亮	天冬	丙
①正　常	-ACG	AAA	AGU	CCA	UCA	CUU	AAU	GCU-
	天酰	谷	精	丝	异亮	苏	终止	半胱
②插入1个碱基	-A AC ↑	GAA	AAG	UCC	AUC	ACU	UAA	UGC　U-
	苏	天酰	脯	丝	脯	丝	亮	天冬
③插入3个碱基	-ACG	AA C ↑	CCA	AGU	CCA	UCA	CUU	AAU-
	精	赖	缬	组	组	亮	甲硫	
④缺失1个碱基	-A↓GA C	AAA	GUC	CAU	CAC	UUA	AUG	CU-
	苏	赖	苏	丝	亮	天冬	丙	
⑤缺失3个碱基	-ACG	AAA	A↓CA GUC	UCA	CUU	AAU	GCU-	
	苏	赖	缬	组	组	苯丙	天冬	

图 4-2-16　移码突变

(6)动态突变(dynamic mutation)

基因组中的短串联重复序列,也称为微卫星 DNA,若位于基因序列中或邻近区域,它们的重复次数在连代传递过程中会发生明显的增加,从而导致某些基因的功能发生改变。

(二)基因突变的表型效应

1. 中性突变

后果轻微,对机体不产生可察觉的变异。

2. 遗传多态

造成遗传学差异,对人体无明显影响。如 ABO 血型、HLA 类型、同工酶、血清蛋白类型。

3. 遗传易感性(genetic susceptibility)

在一定的环境条件下,由遗传基础决定的个体易患某种疾病的倾向。如对某些肿瘤的易感性。

4. 恶性突变

引起遗传性疾病,导致个体生育、生存能力降低和寿命缩短,有的甚至可造成死胎、自然流产或出生后夭折等致死突变。

(三)突变的修复

DNA 分子在环境中物理、化学等因素的作用下,均可受到损伤而导致基因突变,如 X 线、紫外线、电离辐射、化学品等。但基因相对是稳定的,因为体内存在着 DNA 修复系统。生理状态下,DNA 损伤后,通过细胞内多种酶的作用得到修复,恢复其正常结构。在高等真核生物中,DNA损伤的修复有两种主要的方式:切除修复和复制后修复,此外在低等生物及原核生物中还存在一种光修复方式。

1. 切除修复(excision repair)

属酶链反应,首先将受损的DNA部位切除,然后再合成一个片段连接到切除的部位以修补损伤。DNA在紫外线作用下,在DNA的一条链中形成胸腺嘧啶二聚体(T－T)首先通过内切核酸酶识别损伤部位TT,形成一个切口,然后在外切酶的识别下扩大切口,越过损伤部位切除一个小片段,并在DNA聚合酶的作用下,以正常的互补链为模板,合成一段新的互补顺序,再由DNA连接酶将新合成的片段连接,得以修复(图4-2-17)。着色性干皮病(XP)患者由于其切除修复系统缺陷,对紫外线特别敏感,不能切除紫外线诱发的T－T,导致突变积累,易患基底细胞癌。

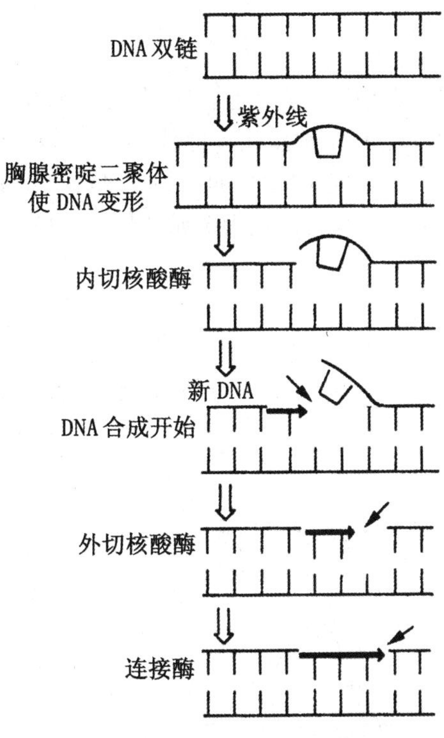

图4-2-17 切除修复

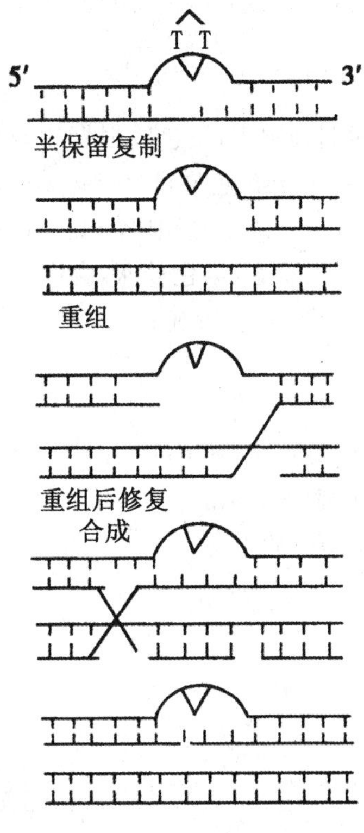

图4-2-18 重组修复

2. 重组修复(recombination repair)

又称复制后修复,DNA受损后产生胸腺嘧啶二聚体(T-T),当DNA复制到损伤部位时,再与T－T相对应的部位出现切口,完整的DNA链上产生一个断裂点。损伤后诱导产生的重组蛋白,使完整的亲链与子链发生重组,亲链的核苷酸片段补充了子链上的缺失。而亲链的切口在DNA聚合酶的作用下,以对侧子链为模板,合成单链DNA片段,再由DNA连接酶将新片段与旧链连接,完成修复(图4-2-18)。这种重组修复在哺乳动物中广泛存在。Bloom综合征是一种常染色体隐性遗传病,由于DNA修复酶系统缺陷,使DNA聚合酶β和DNA连接酶Ⅰ活性降低导致重组修复缺陷所致。该病患者的姐妹染色单体和染色体畸变率均增高,易患白血病。

(冯 凌)

第三节　遗传的细胞基础

基因的载体是染色质或染色体。染色质和染色体是同一种物质在不同时期的不同表现形式，间期表现为染色质，分裂期表现为染色体。

一、染色质

染色质(chromatin)是细胞核的重要成分，是由DNA、组蛋白、非组蛋白和少量RNA组成的线性复合结构，为遗传物质的存在形式。

(一)常染色质和异染色质

在间期细胞核，染色质根据功能状态的不同，其螺旋化程度也有区别，分为常染色质(euchromatin)和异染色质(heterochromatin)两种。常染色质螺旋化程度低，呈松散状，染色浅而均匀，含有单一或重复顺序的DNA，具有转录活性，常位于间期核的中央。异染色质螺旋化程度高，呈凝集状态，染色较深，含有重复顺序的DNA，很少转录或无转录活性，多分布在核膜内表面，其DNA复制较晚。

(二)性染色质

性染色质(sex chromatin)属于异染色质。人类性染色体有X和Y两种，所以性染色质也有X染色质(X-chromatin)和Y染色质(Y-chromatin)。

1. X染色质

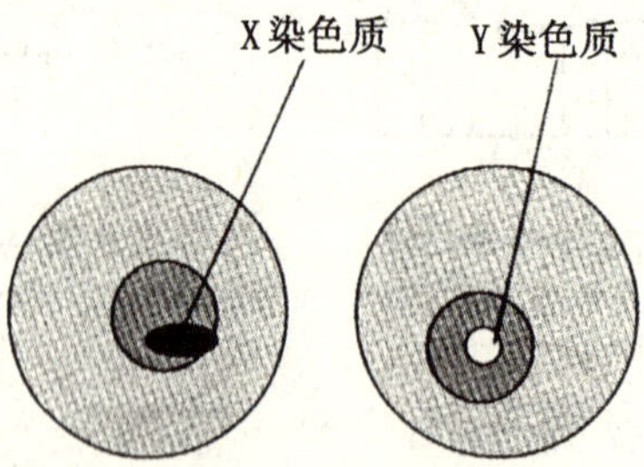

图4-3-1　X染色质和Y染色质示意图

在正常女性间期细胞核膜内缘，可见到一个能被碱性染料浓染的小体，即X染色质，也称Barr氏小体。其形状有圆形、椭圆形或三角形(图4-3-1)。在正常男性间期细胞核中见不到X染色质。

1961年，Lyon提出假说对X染色质的形成做出了解释，其要点如下：

(1)正常女性有两条X染色体，但只有一条X染色体具有活性，而另一条X染色体失去活性。这条失去活性的X染色体上的DNA呈高度浓缩状态，基因无转录活性，并附着于核膜内缘。

(2)在胚胎发育初期，细胞中的两条X染色体均具有活性，但当胚胎发育到一定阶段（在胚胎发育第16天左右），其中一条X染色体失活。

(3)细胞中的两条X染色体，一条来自父亲，一条来自母亲。失活的X染色体究竟来自父亲还是母亲是随机的。但是，一旦失活的是父源的X染色体，那么，由这一细胞增殖的所有细胞中都是父源X染色体失活。因此，在一个正常女性的细胞中，失活的X染色体有父源的，也有母源的。

在一个X染色体数目异常的女性个体细胞中，无论她有多少条X染色体，但都只有一条X染色体具有活性，而其他的X染色体均失去活性。如一个女性的核型是48,XXXX，在她间期细胞核中可见到3个X染色质，47,XXX的个体，可见到2个X染色质。所以，X染色质数目＝X染色体数－1。

X染色质在临床上有非常重要的应用价值，如可根据X染色质的有无来鉴别胎儿的性别，特别对X染色体数目异常的个体，且是嵌合体时，X染色质分析可为分析者节省大量时间，并可提高分析准确率。

由于临床许多现象不能用Lyon假说给予圆满解释，如个体多1条或几条或少1条X染色体，就表现出明显的临床症状，这是Lyon假说所不能解释的，因此，有学者提出了X染色体部分失活的假设，认为X染色体不是整条都失活，而只是X染色体上某一区段失活，这可解释为什么X染色体数目偏离正常数目时就表现出了临床症状。这是对Lyon假说的补充和发展。

2. Y染色质

正常男性的间期细胞用荧光染料染色后，在细胞核内可出现一个强荧光小体，直径0.3mm，称Y染色质。这是Y染色体长臂的一段异染色质区，在被荧光染料染色后发出的荧光。因而Y染色质是男性细胞特有的，女性细胞无Y染色质。Y染色质在性别鉴定和Y染色体数目异常的分析中有重要的应用价值。

二、染色体的形态结构、类型与数目

（一）人类染色体的形态结构

染色体是细胞进入分裂期后染色质高度螺旋化的结果，其中分裂中期的染色体形态最典型，最易辨认。分裂中期每条染色体都由两条染色单体（chromatid）组成，称为姐妹染色单体（sister chromatid）。这是细胞分裂前，染色体复制所致。

染色体结构包括（图4-3-2）：(1)着丝粒（centromere）也称主缢痕，即染色体上凹陷缩窄区域，它是染色体分离时纺锤丝附着部位；(2)长臂和短臂，以着丝粒为界限；(3)端粒（telomere）是指长、短臂末端一特化的部分，它对维持染色体的稳定，防止染色体之间的粘连起着重要作用；(4)随体区（satellite）指人类近端着丝粒染色体所特有的结构。在人类近端着丝粒染色体短臂末端存在一个球形结构，称随体，在随体与短臂之间为随体柄，也称核仁组织者（nucleolus organizing region，NOR），与核仁形成相关，随体和NOR统称随体区；(5)次缢痕（secondary constriction）指某些染色体的长短臂上存在凹陷狭窄区，称次缢痕。次缢痕变异最常见于1，9和16号染色体长臂近着丝粒区。

（二）人类染色体的类型

染色体上着丝粒的位置是恒定的。根据着丝粒的位置，染色体可分为4种类型：(1)中着

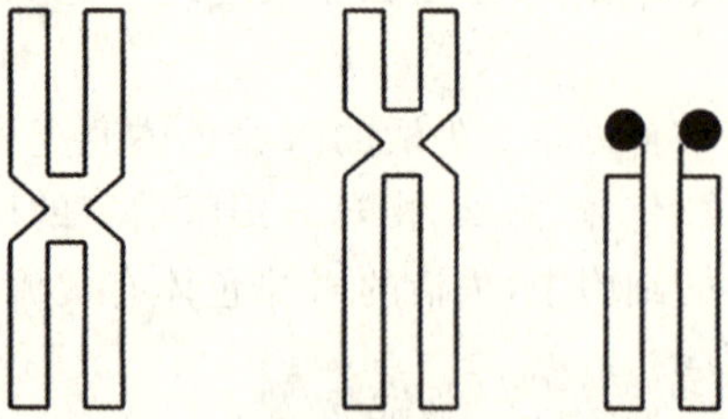

图 4-3-2　人类中期染色体形态结构模式图

丝粒染色体，着丝粒位于或靠近中央，如将染色体全长分为 8 等分，则着丝粒在染色体纵（长）轴的 1/2～5/8 之间，将染色体分为长短相近的两个臂；(2)亚中着丝粒染色体，着丝粒偏向染色体的一侧，位于染色体纵轴的 5/8～7/8 之间，着丝粒把染色体分为长短明显不同的两个臂；(3)近端着丝粒染色体，着丝粒靠近一端，位于染色体纵轴的 7/8 至近末端区域，短臂很短，在短臂末端有的具有随体（人类染色体近端着丝粒染色体都有）；(4)端着丝粒染色体，着丝粒位于近末端，无短臂。在人类中，其染色体只有前 3 种染色类型（见图 4-3-3）。

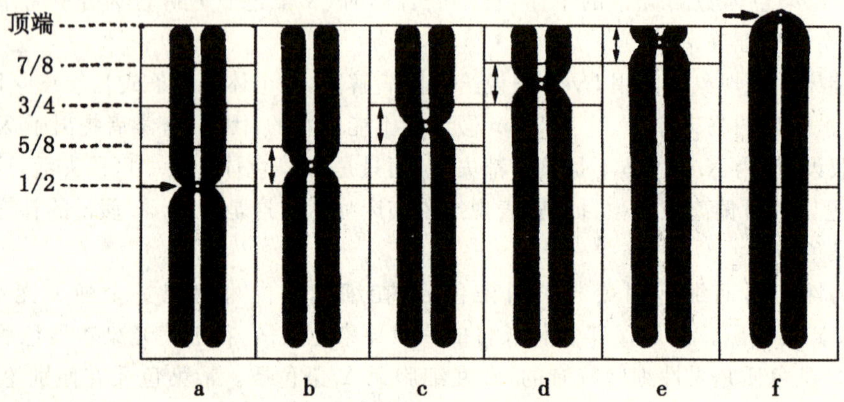

图 4-3-3　染色体的 4 种类型图解

a，b. 中着丝粒染色体；　c，d. 亚中着丝粒染色体；

e. 近端着丝粒染色体；　f. 端着丝粒染色体

（三）人类染色体的数目

一个生殖细胞（配子）含有的全部染色体数称为一个染色体组，其上所含有的全部基因称一个基因组（genome）。具有一个染色体组的细胞或由这样的细胞构成的个体称为单倍体，以 n 表示。具有两个染色体组的细胞或个体称二倍体，以 2n 表示。而具有 3 个或 3 个以上染色体组的细胞或个体称为三倍体或多倍体。人类属于二倍体生物，其精子或卵子所含染色体数为 23 条，体细胞所含染色体数为 46 条，即 23 对，每对染色体中，其中一条来自父方，一条来自母方，它们互称为同源染色体（homologous chromosome）。

三、人类的正常核型

（一）人类染色体的非显带核型

将一个体细胞中全部染色体按其大小和形态特征，依次排列而成的图像称核型。根据三次国际会议制定的标准（1960 年丹佛会议、1963 年伦敦会议和 1966 年芝加哥会议），将一个体细胞分裂中期的全部染色体(即46条)分为A,B,C,D,E,F和G 7个组,按1～22编号,这22对为常染色体,另一对染色体在男女间存在差异,称性染色体,以X和Y表示。

一个核型的描述,首先描述染色体总数,然后写出性染色体类别,两者之间用“,”分开。正常男性核型书写为46,XY,正常女性核型书写为46,XX。

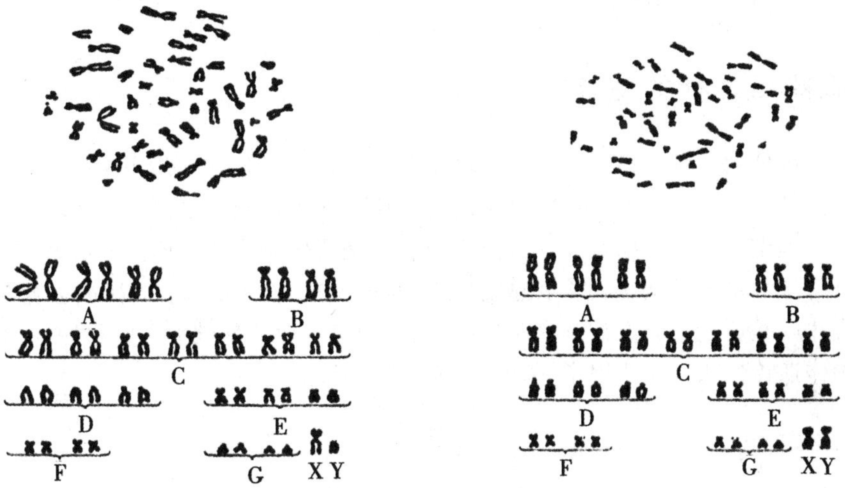

图4-3-4　正常男女核型图

(二)人类染色体显带核型

通过染色体制备技术制出的染色体标本,在没有经过特殊的处理,而仅用Giemsa染液染色,称为非显带染色体或常规染色体标本。若将制备的染色体标本经特殊处理后,可见染色体臂上或着丝粒区或随体区显示特殊的带纹称染色体带(chromosomal band)。常用的染色体显带技术有G显带、C显带和Ag-NOR银染色。

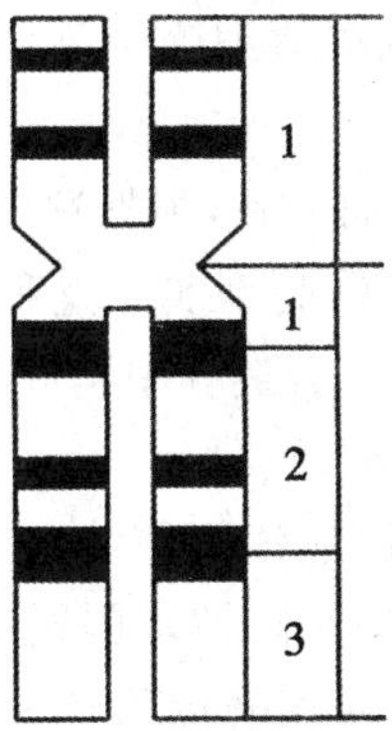

图4-3-5　显带染色体区、带命名示意图

染色体G显带命名:为了便于国际交流和规范对染色体G带带纹的描述,在国际人类遗传学会议上,学者们制定了“人类细胞遗传学命名的国际体制”缩写为“ISCN(1978)”。这一国际命名体制规定将G显带染色体以界标划分为若干个区,每个区内包含若干条带(图4-3-5)。

界标:具有恒定而显著的形态学特征,如染色体长、短臂末端,着丝粒和长短臂上某些显著的染色体带。

区:界标之间的区段,其编号从着丝粒开始,向长、短臂末端方向依次编号。

带:染色体长、短臂上明暗相间的条纹。

对一条带纹的描述包括下列几部分:

(1)染色体序号,(2)染色体臂,(3)区,(4)带。如5q23,即表示5号染色体长臂2区3带,人类染色体在结构上相对比较稳定,但群体调查发现,人类染色体上某些部位在人群中存在变异，这些变异按孟德尔方式遗传，通常不导致临床症状，其生物学意义目前也不清楚。

第四节　遗传的基本规律

一、单基因性状的遗传

生物体和人体的各种遗传性状以及控制这些性状的遗传因子(基因)，在亲代与子代之间的传递有3个基本规律，即分离定律、自由组合定律和连锁与交换定律。这些基本规律为现代遗传学奠定了理论基础。分离定律和自由组合定律是现代遗传学的奠基人孟德尔利用严谨的科学方法进行了大量豌豆杂交实验后总结出来的，故常被称为孟德尔规律或孟德尔学说。而连锁与交换律则是美国著名遗传学家摩尔根，在孟德尔规律的基础上，利用果蝇的杂交实验所揭示的生物体遗传性状或遗传因子(基因)传递的另一重要规律。

(一)分离定律

分离定律(law of segregation)也称为孟德尔第一定律。其要点是生物体的遗传性状是由成对的遗传因子(基因)所决定的。每对基因控制一种性状，细胞中成对的基因一个来自父本，一个来自母本，在形成配子时，成对的遗传因子要彼此分离，分别进入不同的配子中。简单地说，生物体在形成配子细胞时，成对的等位基因要彼此分离，分别进入不同的生殖细胞中。这就是分离定律的核心内容。

1903年萨顿(Sutton)和博韦里(Boveri)发现，在细胞中只有染色体在世代遗传中的行为与孟德尔假设的遗传因子(基因)的传递行为相一致。例如染色体在体细胞中是成对的，基因也是成对的，成双的染色体或基因中一方来自父亲，另一方来自母亲。在形成配子时，成对的基因要彼此分离各进入一个配子。这样基因与染色体的行为平行而一致，根据这些情况，人们推测到基因可能位于染色体上，后来，摩尔根通过大量的果蝇杂交试验证实了这种推测，确认基因就位于染色体上并且呈直线排列。在配子发生所进行的减数分裂过程中同源染色体的分离是孟德尔分离定律的细胞学基础。

人类单基因性状或遗传病的传递方式，可分为显性遗传和隐性遗传两种情况。凡受显性基因控制的性状或疾病常表现为显性遗传(dominant inheritance)，而隐性基因控制的性状或疾病则表现为隐性遗传(recessive inheritance)。在人类正常性状或疾病的遗传分析中，分离定律具有重要指导意义。

例如耳垂的遗传。在人群中，有的个体在耳朵的下方有耳垂，有的人则无耳垂，对于这样一对正常的相对性状来讲，有耳垂对无耳垂为显性，受一对等位基因控制。如果设A为耳垂的基因，则基因型为AA和Aa的个体都有耳垂，基因型为aa的个体则无耳垂。根据分离定律，可推导出这一性状在不同婚配组合条件下遗传给子女的情况。一个基因型为AA的有耳垂个体与无耳垂aa个体所生子女均为有耳垂的个体Aa；基因型为Aa的有耳垂个体与无耳垂个体所生子女有耳垂与无耳垂各占1/2(即1/2Aa，1/2aa)；如果夫妻双方的基因型均为Aa(即Aa×Aa)，则子女基因型的种类及比例为1/4AA，1/2Aa，1/4aa。子女中有耳垂的可能性为3/4，无耳垂的可能性为1/4。再如白化病的遗传，其致病基因是隐性的，如果将a代表致病基因，则与其等位的正常基因就为 A。对于该病，只有当致病基因纯合时即基因型为 aa 的个体才会发病，而基因型为 Aa 的杂合子，由于正常基因 A 的存在，致病基因 a 不能表达，故 Aa 个体表型正常。这种带有致病基因但不发病的个体称为携带者(carrier)。如果一个基因型为 AA 的正常个体与白化病患者婚配，其子女(F_1)均为携带者。如果婚配双方均为携带者，其子女可能出现的基因型和表型以及各自的可能性为多少呢？根据分离定律可方便地求得结果。显然这是 Aa×Aa 的婚配模式，男女双方在形成配子时等位基因 Aa 必然要分离，这样双方均可产生等量的含 A 配子和含 a 配子，精卵随机结合，子女中可能出现的基因型为 AA，Aa 和 aa，其比例为 1∶2∶1。由于 Aa 个体的表型同 AA 个体，故正常人与白化病患者的分离比(segregation ratio)为 3∶1，患儿出现几率为 1/4。

(二)自由组合定律

自由组合定律(law of independent assortment)也称为孟德尔第二定律。其要点是：位于非同源染色体上的两对及两对以上的非等位基因(即不同对的基因)独立行动，以随机组合的方式分别进入不同精子或卵子中。该定律揭示了两对或两对以上基因的遗传规律。

体细胞为二倍体，每号染色体都有两个，其大小形态相同，为同源染色体；而不同号的染色体即大小形态不同的染色体称为非同源染色体。非同源染色体上的基因彼此为非等位基因。在形成配子的减数分裂过程中，同源染色体要相互分离，而非同源染色体随机组合进入不同的配子中。这就是自由组合规律的细胞学基础。

自由组合定律对于人类性状或遗传病的遗传分析具有重要的指导意义。如果决定两种性状的基因分别位于不同对的非同源染色体上时，它们向下一代传递时便遵循自由组合定律。例如，控制 MN 血型的基因和 ABO 血型的基因分别位于人的第 4 和第 9 号染色体上，现有一血型为 O 型和 MN 型的女子与一杂合 B 型和 M 型血的男子婚配，其子女可能的血型如何？在分析这类问题时，就应根据自由组合律来考虑。在这里 O 型和杂合 B 型血分别由 ii 和 I^Bi 基因决定，而 MN 型和 M 型则分别由 L^ML^N 和 L^ML^M 基因决定，故婚配双方的基因型就分别为 iiL^ML^N 和 $I^BiL^ML^M$，根据分离和自由组合定律，基因型为 iiL^ML^N 的女子可产生 iL^M 和 iL^N 两种卵子，而基因型为 $I^BiL^ML^M$ 的男子可产生 I^BL^M 和 iL^M 两种精子，精卵随机结合，其后代便可能出现 $I^BiL^ML^M$，$I^BiL^ML^N$，iiL^ML^M 和 iiL^ML^N 4 种基因型，其可能性均为 25%。

人的眼色和手的癖性这两种性状的遗传同样表现出自由组合规律。已知棕色眼(A)对蓝色眼(a)是显性，右癖(B)对左癖(b)是显性。现有一个棕眼右僻的男子与一蓝眼右癖的女子婚配后生了一个蓝眼左癖的孩子，那么男女双方的基因型如何？如果再生一个孩子，其可能的表型和基因型怎样？在这种情况下，根据自由组合定律便可做出简要的分析。由于蓝眼和左癖都由隐性基因决定，故第一个小孩的蓝眼左癖是两种隐性基因纯合的表现，其基因型应为 aabb，而且纯合的基因分别来自父母，双方各提供一个 a 基因和 b 基因。因此，棕眼右僻男子的基因型应为 AaBb，而蓝眼右癖女子的基因型则为 aaBb。显然，根据自由组合律，男子可产生 AB，Ab，aB 和 ab 4 种精子，而女性只产生 aB 和 ab 两种卵子，随机结合后，子代中可能出现的基因型便有 8 种(图 4-3-6)。

需要指出的是，自由组合定律所讨论的两对或两对以上的基因是分别位于不同对的同源染色体上的。孟德尔所发现的两个遗传规律是遗传学发展史上的重要里程碑，奠定了现代遗传学的基础。直到现在，这两个定律仍然在许多方面指导着遗传学实践。然而，由于当时科学水平和条件的限制，孟德尔未能观察更多的性状，而他所研究的 7 对性状又恰好是由不同对染

aaBb(蓝眼右癖) × AaBb(棕眼右癖)

	AB	Ab	aB	ab
aB	AaBB 棕眼右癖	AaBb 棕眼右癖	aaBB 蓝眼右癖	aaBb 蓝眼右癖
ab	AaBb 棕眼右癖	Aabb 棕眼左癖	aaBb 蓝眼右癖	aabb 蓝眼左癖

图 4-3-6 人类两对性状的遗传

色体上的基因所决定的,因而错误地认为自由组合定律适用于所有的非等位基因。直到摩尔根才发现由同源染色体上的不同对基因所控制的不同性状并不是自由组合的。所以严格地讲,只有当两对以上不同的基因分别位于不同对的染色体上时,它们的传递才符合自由组合规律。

(三)连锁与交换定律

基因的连锁与互换是生物界普遍存在的现象。对于人类来说,遗传性状或基因有成千上万,但染色体仅有 23 对,这样在一条染色体上必然分布有许多基因。显然同一条染色体上的基因是相互连锁在一起的。在亲子间遗传时,它们以染色体为单位一起行动,这就是连锁定律(law of linkage)。在遗传学上,常将位于同一对染色体上的若干对彼此连锁的等位基因称为一个连锁群(linkage group)。一种生物所具有的连锁群数目与其体细胞中的染色体的对数即单倍染色体的数目相一致。而各连锁群内基因数目的多少又与相关染色体的长短成正比。对于人类,有 23 对染色体,由于 X 与 Y 为不同对染色体,它们所载有的基因分别构成两个不同的连锁群。故人类共有 24 个基因连锁群。一般将性染色体上的基因称为性连锁基因(sex－linke dgene)或伴性基因,其中 X 染色体上的基因称 X 连锁基因(X－linked gene),Y 染色体上的基因称 Y 连锁基因(Y－linked gene)。位于同源染色体上的基因连锁群不是固定不变的。在生物体产生配子时的减数分裂过程中,呈联会状态的同源染色体的非姐妹单体间可交换片段,从而使一对同源染色体的各对等位基因之间发生交换,结果便使基因连锁群形成重新组合。这就是交换定律(law of crossing-over)。

二、多基因性状的遗传

一些遗传性状或遗传病不是由一对基因控制,而是由多对基因控制的,这些基因对该遗传性状或遗传病形成的作用是微小的,所以也称微效基因(minor gene),但是多对微效基因累加起来,可以形成明显的表型效应称为积累性效应(additive effect),上述遗传性状的形成除受微效基因的影响外,也受环境因素的影响,这种性状的遗传方式称为多基因遗传(polygenic inheritance)或多因子遗传(multifactorial inheritance)。由这种遗传方式遗传的疾病称为多基因遗传病。

（一）数量性状的遗传

在前面介绍的单基因遗传中所涉及的遗传性状都是由一对基因所控制，相对性状之间的差异明显，可将变异的个体明显地区分为 2～3 个群体，没有中间过渡类型，也就是说，变异是不连续的，称其为质量性状（qualitative character）。例如人的苯丙氨酸羟化酶（PAH）活性，在正常人为 100％；PKU 患者则为 0％～5％；携带者为 45％～50％。三者虽也有一定变异，但变异分布是不连续的。这分别决定于基因型 aa，Aa 和 AA。

多基因遗传性状与单基因遗传性状有所不同。在多基因遗传的性状中，一个群体的变异分布是连续的，只有一个峰。不同个体之间的差异只有数量上的差异。因此多基因遗传的性状又称为数量性状（quantitative character）。例如，人的身高在一个随机取样的群体中是由矮到高逐渐过渡的，极矮和极高的个体只占少数，大部分个体接近平均身高。我们很难只将他们分为“高的”和“矮的”两组。如果把这种身高变异分布绘成曲线，可以看出变异呈正态分布。人类的许多性状，如血压、身高、肤色等属于多基因遗传。

（二）多基因假说

瑞典遗传学家 Nilsson－Ehle 于 1909 年在其研究的白色品种和暗红色品种小麦的杂交实验中发现多基因遗传的现象，提出了多因子假说（multiple factor hypothesis）或多基因假说。这一假说的要点为：①数量性状的遗传基础也是基因，但不是一对等位基因，而是两对以上的等位基因；②这些基因的遗传方式仍然按照孟德尔遗传方式进行，彼此之间没有显隐性的区别，而是呈共显性；③每对基因对多基因性状形成的效应是微小的，称其为微效基因。微效基因对表型的影响微小，但有累加效应，即多个微效基因通过累加作用形成一个明显的表型性；④数量性状除受多基因遗传基础影响外，也受环境因素影响。

多基因遗传的特点是：①两个极端变异（纯种）的个体杂交后，F_1 代都是中间类型，但是也存在一定的变异，这是环境因素影响的结果；②两个中间类型的 F_1 代个体杂交后，F_2 代大部分也是中间类型，但是其变异范围比 F_1 更为广泛有时会出现极端变异个体。这除去环境因素的影响外，基因的分离与自由组合对变异的产生有重要作用；③在一个随机杂交的群体中，变异范围很广泛，但是，大多数个体接近中间型，极端变异个体很少。在这些变异的产生上，多基因遗传基础和环境因素都有作用。

（唐吟宇）

第五节　遗传与变异

一、遗传病的概述

（一）遗传病的概念与特征

遗传性疾病（hereditary disease，inherited disease，genetic disease）简称遗传病，是指由生殖细胞或受精卵的遗传物质发生突变（或畸变）而引起的疾病。在这定义中主要强调了遗传病的 3 个特征：

1. 垂直传递

指上下代之间按一定方式垂直传递。由于某些遗传病患者是首次突变产生的病例，有些遗传病患者早年夭折或不育，以至在家系中看不到垂直传递现象。

2. 遗传物质的突变或畸变

遗传物质包括染色体及染色体上的基因。由基因突变引起的疾病称为基因病。由染色体畸变引起的疾病称为染色体病。

3. 强调由生殖细胞或受精卵中遗传物质的改变

大多数遗传病属于先天性疾病，先天性疾病指婴儿出生时即已发生的发育异常与疾病。如白化病、多指等是婴儿刚出生时就表现出相应症状的遗传病。但不是所有的遗传病都是先天性的，如慢性进行性舞蹈病往往 35 岁以后才发病。有些先天性疾病不是遗传病，如妇女妊娠期间因风疹病毒感染所导致患有先天性心脏病，虽然出生时已患有心脏病，但不是遗传病。

(二)遗传病的分类

根据遗传物质的改变的不同，遗传病可分为以下几类：

1. 单基因遗传病

指主要受一对等位基因所控制的疾病称单基因遗传病。可以分为：(1)常染色体显性遗传病；(2)常染色体隐性遗传病；(3)X 连锁显性遗传病；(4)X 连锁隐性遗传病；(5)Y 连锁遗传病。

2. 多基因遗传病

由两对或两对以上的基因和环境因素共同作用所致的疾病，称为多基因遗传病。

3. 染色体病

正常人的体细胞中染色体有 23 对，每条染色体上都有很多基因。染色体数目或结构改变(畸变)所引起的疾病称为染色体病。由于染色体病涉及许多基因，所以常表现为复杂的综合征。

4. 线粒体遗传病

由线粒体上的基因突变所造成的疾病，称为线粒体遗传病。由于在精子和卵子受精形成受精卵时只有少量的精子细胞质参与，故线粒体的突变基因在绝大多数的情况下由卵子传递给后代，呈现母系遗传。

二、染色体异常与疾病

正常人的体细胞中的染色体在形态、结构和数目上都具有相对稳定性，但在某些条件下，染色体会在形态、结构和数目上发生改变，称为染色体异常(畸变)。由染色体数目异常或结构畸变所致的疾病称为染色体病。

(一)染色体数目异常

以正常人体细胞为二倍体 2n=46 条为标准，如体细胞染色体数目超过或少于 46 条，称为染色体数目异常。它分为整倍体改变和非整倍体改变两种类型。

1. 整倍体改变

整倍体改变是以正常人体细胞二倍体为标准，以 n 为基数，成倍的增加或减少，形成单倍体或多倍体。若一个细胞中染色体数目为 3n=69 或 4n=92 时，则称为三倍体和四倍体细胞。

人类多倍体较为罕见，多在胚胎期死亡，故常见于妊娠头3个月流产胎儿，是自发流产的常见原因之一。多倍体在肿瘤细胞中常见。人类精子和卵子属于单倍体，但单倍体胎儿或新生儿尚未发现。

2. 非整倍体改变

非整倍体改变是指体细胞染色体数目在二倍体(2n)的基础上增加或减少一条或数条染色体。这是在临床上最常见，种类最多的一类染色体畸变。

(1)单体型(monosomy)

即体细胞中某对同源染色体少了一条(2n－1)。常染色体单体型的个体由于失去一条染色体，可造成基因的严重失衡，一般难以存活。只有较小的21号和22号单体偶尔可活至分娩。所以单体型主要见于X染色体减少一条形成核型为45,X的患者。

(2)三体型(trisomy)

即某对同源染色体多了一条(2n＋1)，在临床上最为常见的一类染色体畸变，包括常染色体三体型和性染色体三体型。常染色体三体型除17号和19号未见有报道外，其他常染色体几乎均存在三体型，由于额外增加一条常染色体，造成遗传物质失衡而导致胎儿早期流产。能活至成年的最常见的为21三体型(先天愚型患者)，性染色体三体型的临床表现比常染色体三体型要轻些。

(二)染色体结构异常与疾病

染色体在各种物理、化学、生物等因素作用下发生断裂。如果断裂片段在原位愈合或重接，则染色体恢复正常，如果断裂片段移动位置与其他断端相接或丢失，则导致各种类型的染色体结构畸变。染色体结构畸变可分为：

1. 缺失(deletion,del)

指染色体发生断裂后其片段丢失所形成的一种结构畸变，这包括了末端缺失和中间缺失两种。任何一号染色体长臂或短臂末端节段的缺失，称末端缺失。任何一号染色体的长臂或短臂的某一中间节段的缺失称为中间缺失。

2. 倒位(inversion,inv)

一条染色体发生两次断裂，两断裂点中间片段旋转180°又重接，称为倒位。倒位分为臂内倒位和臂间倒位两种。臂内倒位指在染色体同一臂同时发生两次断裂并倒位。臂间倒位指在一条染色体的长短臂各发生一次断裂，断端倒转后重接。

具有倒位染色体的个体即倒位携带者，其一般没有遗传物质的丢失，只造成基因顺序的改变。一般外表正常。但在减数分裂时常常会形成带有染色体异常的配子而引起不育、流产、死产等。

3. 易位(tRNAslocation,t)

某染色体断下的节段连接到另一染色体上叫易位。易位有多种类型，主要类型有相互易位和罗氏易位。相互易位指的是两条非同源染色体发生断裂后相互交换无着丝粒片段，形成两条新的衍生染色体。罗氏易位指的是只发生在D、G组近端着丝粒染色体在其着丝粒区发生断裂，两者的长臂在着丝粒区附近彼此连接，形成一条新的染色体。两者的短臂也可能彼此连接形成一条小染色体，含较少基因，一般在以后的细胞分裂中消失。

相互易位和罗氏易位中表型正常的会形成异常的配子，造成流产、死产或生下遗传病患儿。

4. 重复(duplication,dup)

指一条染色体上某一节段连续含有两份或两份以上者，称为重复。重复节段与原节段方向一样称为正位重复；重复片段与原片段方向相反的称为倒位重复。

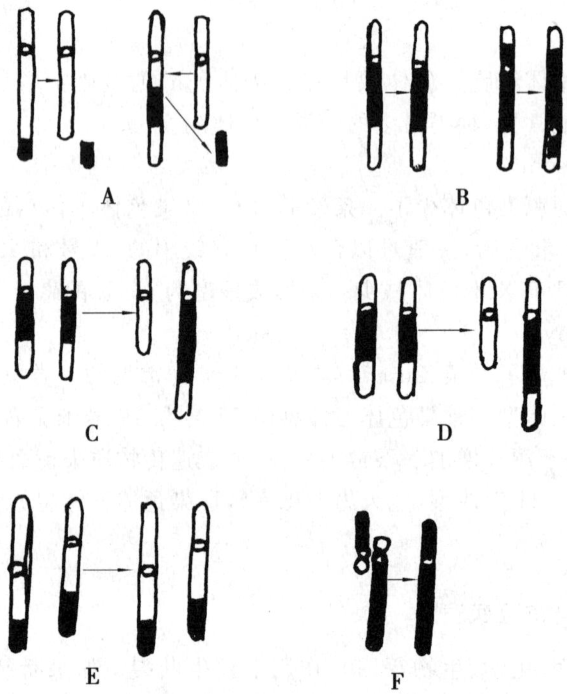

图 4-5-1　几种常见的染色体结构畸变

A. 缺失；　B. 倒位；　C. 正位重复；　D. 倒位重复；
E. 相互易位；　F. 罗氏易位

（三）嵌合体

一个个体内同时存在两种或两种以上不同核型的细胞系称为嵌合体。其类型有染色体数目异常嵌合体，染色体结构异常嵌合体，染色体数目和染色体结构都有异常的嵌合体。

在嵌合体中，当异常核型的细胞系与正常核型细胞系嵌合时，患者所表现的症状往往比异常核型的纯合体要轻，患者表现出来的症状的轻重程度也取决于两种嵌合细胞之间的比例。

（四）常见的染色体病

人类染色体数目或结构异常导致的遗传性疾病称为染色体病。染色体病常表现为多种症状，故又称为染色体异常综合征。一般分为常染色体病和性染色体病两大类。常染色体病的共同临床特征为先天性智力低下，生长发育迟缓，皮纹改变，多发畸形。性染色体病的共同临床特征为性发育不全或两性畸形。以下就是常见的染色体病：

1. 先天愚型（Down 综合征）

患者的核型有 47，XX（XY），＋21；46，XX（XY）/47，XX（XY），＋21；46，XX（XY），－D（G），＋tDq（G）/21q。

本病最主要的临床特征是智力低下并伴有特殊面容，身体发育迟缓、眼距宽、眼裂小，外眼角上倾，内眦赘皮、鼻梁低平，口常半张开，流涎，舌大并常外伸，称为“伸舌样痴呆”，皮肤纹式上 50%有通贯掌。

据流行病学调查表明，先天愚型发病率与母亲生育年龄有密切相关性，高龄孕妇特别是40岁以上者生育患儿的风险较高。

2. 5p-综合征（猫叫综合征）

为5号染色体短臂缺失所致，故又称5p-综合征。

本病的发病率约为1/50 000，女性多于男性，主要临床表现为：婴儿时啼哭声像猫叫而得名猫叫综合征。出生体重低，发育迟缓，智力低下，小头，圆脸，耳廓低位，外眼角下斜，内眦赘皮，眼距宽，20%有先天性心脏病。

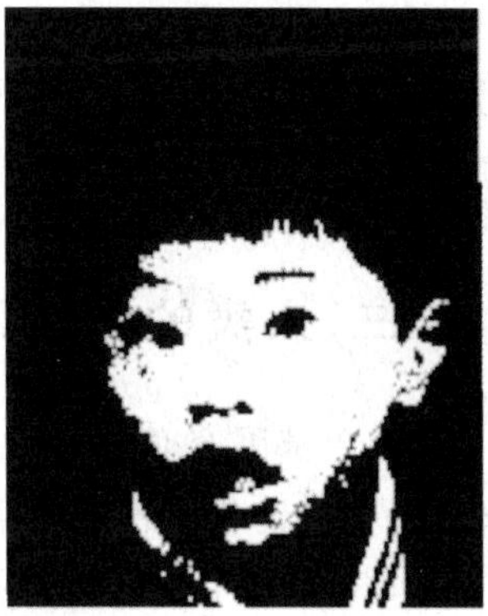

图4-5-2 先天愚型患者

3. 先天性睾丸发育不全综合征（Klinefelter综合征）

患者的核型有：47，XXY；46，XY/47，XXY；46，XY/48，XXXY等。该病的群体发病率为1/800～1/1 000，占男性不育症者的1/10。患者在儿童期无明显症状，到了青春期后开始出现病症，主要临床表现为：身材高大而不匀称，阴毛呈女性分布，阴茎短小，睾丸小或隐睾，睾丸组织切片可见曲细精管玻璃样变性，不产生精子，无生育能力。第二性征发育不良，体毛稀少，无须，无喉结，音调较高，皮肤细腻，25%患者有女性型乳房等。

本病是由于双亲之一在形成生殖细胞过程中发生性染色体不分离所致。

4. 先天性卵巢发育不全综合征（Turner综合征）

患者核型有45，X；45，X/46，XX；45，X/47，XXX；45，X/46，XX/47，XXX等。

该病约占女性中的1/3 500，临床表现为：外观女性，体矮（120～140cm）面容呆板，后发际低，肘外翻，原发闭经，子宫发育不全，乳房发育差，外生殖器幼稚，无生育能力，50%患者颈部有蹼颈，胸宽而平，常伴有肾脏畸形。

本病是由于双亲之一在形成生殖细胞过程中发生性染色体不分离所致。

（五）两性畸形

指一个个体的性腺、内外生殖器和副性征兼有两性的特征称为两性畸形。根据患者体内性腺组成的不同，两性畸形分为两种类型：真两性畸形和假两性畸形。

1. 真两性畸形

患者体内兼有两种性腺，或者男女两性的性腺彼此融合，成为卵巢睾。外生殖器及第二性征不同程度地介于两性之间。其外表为男性或女性，但体内的性腺却存在较大差异。可分为3种情况：一侧为卵巢，另一侧为睾丸（约占40%）；一侧为卵巢或睾丸，另一侧为卵巢睾（约占40%）；双侧均为卵巢睾（约占20%）。外阴也有不同的分化，如有阴茎者，则尿道下裂；如有阴道者，则有阴蒂肥大。核型也有多种类型：46，XX/46，XY；46，XX/47，XXY；46，XY/45，X；46，XX；46，XY。

2. 假两性畸形

患者体内仅有睾丸或卵巢一种性腺，但外生殖器具有两性特征。

（1）男性假两性畸形

患者核型为46，XY，性腺为睾丸。睾丸女性化综合征就是男性假两性畸形的一种，患者体内有睾丸，无子宫和输卵管，外生殖器呈女性特征，有阴唇、阴道，但阴道短浅，且末端为一盲端，体内无子宫及输卵管，身体发育为女性特征。

（2）假两性畸形

患者核型为46,XX,体内有卵巢,外生殖器兼具两性特征,第二性征为男性,肾上腺皮质异常增生综合征是女性假两性畸形的一种,患者有卵巢,外生殖器中阴蒂肥大,两侧阴唇可形成不同程度的融合,近似阴囊,无睾丸,阴道小,原发闭经,第二性征出现男性化。

三、人类的单基因遗传病

由单基因突变所致的疾病称为单基因遗传病。根据决定某一性状的基因是显性还是隐性,是在常染色体还是在性染色体上,可将人类主要遗传方式分为5种:常染色体显性遗传,常染色体隐性遗传,X连锁显性遗传,X连锁隐性遗传和Y连锁遗传。

(一)常染色体显性遗传病

控制一种性状或疾病的基因是显性基因,并且位于常染色体上,其遗传方式称为常染色体显性遗传(autosomal dominant inheritance, AD)。由常染色体显性致病基因引起的疾病称为常染色体显性遗传病。在常染色体显性遗传病中,A代表致病基因,a代表正常基因。由于致病基因A是由正常基因a突变而来,而突变率大多介于0.01～0.001之间。所以,对常染色体显性遗传病来说,患者大多是杂合基因型(Aa),纯合基因型(AA)的患者很少见。

在临床中,对单基因遗传病遗传方式的研究,最常用的方法就是系谱分析法。系谱(pedigree)是指某种遗传病患者与家庭各成员相互关系图解。系谱中包括了患病个体及全部健康的家庭成员。系谱中常见符号见图4-5-3。

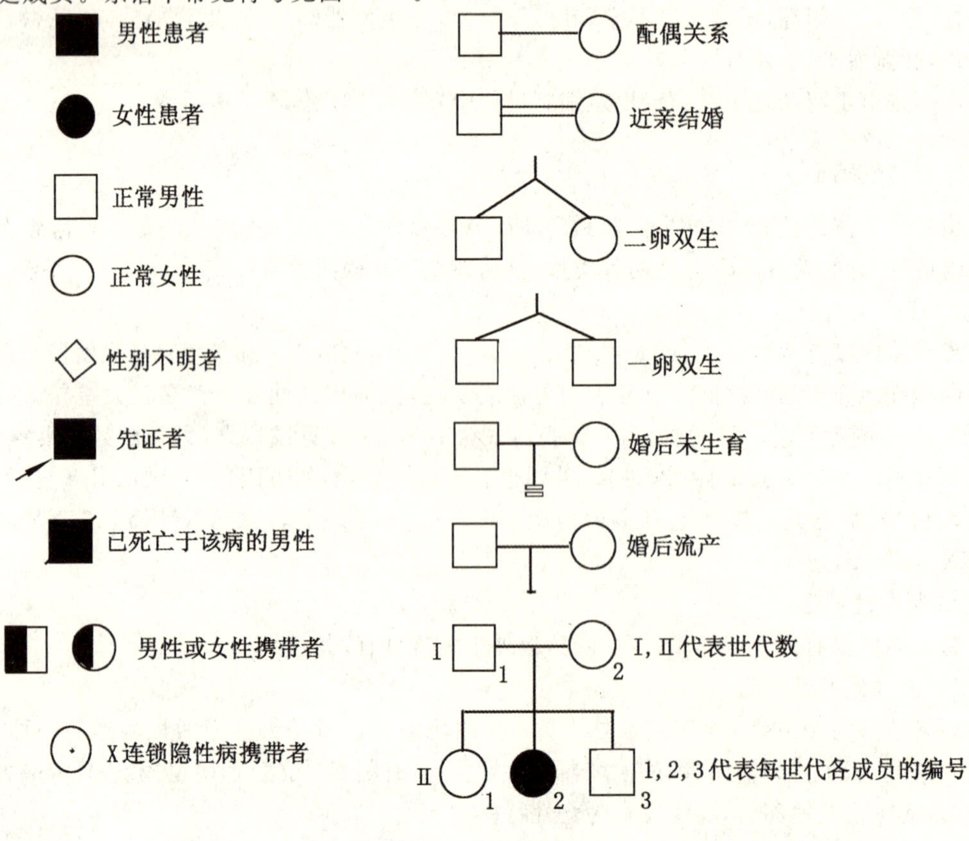

图4-5-3 系谱中常用符号

系谱中的先证者，是指医生在该家系中最先确定的患者。从先证者入手调查其家族中各成员的亲缘关系及发病情况，用上述特定的系谱符号绘制成系谱图。根据绘制的系谱进行分析，以确定所发现的某一特定性状或疾病的可能遗传方式，从而对家系中其他成员的发病情况做出预测。在调查过程中，调查人员越多越好，全部调查工作除了要求信息准确外，患者的年龄、病情、死亡原因和是否近亲婚配等情况也要注意到。上述分析过程称为系谱分析。

1. 完全显性遗传(complete dominance)

指杂合体(Aa)患者表现出与纯合体(AA)患者完全相同的表型，例如短指症患者由于指

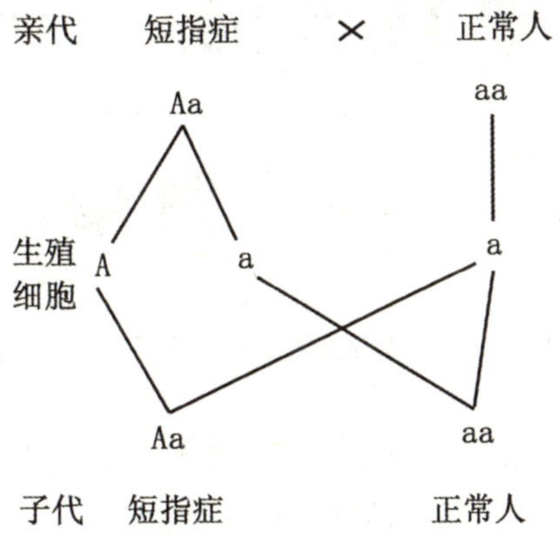

图 4-5-4　短指症患者与正常人婚配图解

骨(或趾骨)短小或缺如，致使手指(或足趾)变短。如果用 A 表示致病基因，用 a 表示正常基因，基因型为 AA 或 Aa 的短指患者，在临床中表现无区别。但临床上所见到的患者大多数为杂合子，而不是纯合子。若个体的基因型为 AA，其中必有一个 A 来自父方，另一个 A 来自母方。也就是说，当夫妇都同为短指症患者时才有可能生出 AA 型子女，这类婚配机会在实际生活中毕竟很少的，所以，绝大多数短指症患者为 Aa。如果患者 Aa 与正常人婚配，其所生子女中，大约有 1/2 是患者，即这对夫妇每生一个孩子都有 1/2 的可能性生出短指症的患儿(图 4-5-4)。

图 4-4-5 是常染色体显性遗传中的完全显性的典型系谱，其特点有：(1)致病基因位于常染色体上，遗传与性别无关，男女发病机会均等。

(2)患者双亲必有一方是患者，但绝大多数为杂合体，患者同胞约有 1/2 患病。

(3)在系谱中可看到本病连续传递现象，即连续几代都有患者。

(4)双亲都无病时子女一般不会患病，只有基因突变才有例外。

2. 不完全显性遗传(incomplete dominance)

不完全显性也称半显性，指杂合体(Dd)的表型介于显性纯合体(DD)与隐性纯合体(dd)的表型之间，由于杂合体(Dd)中基因 d 也有一定程度的表达，所以在不完全显性遗传病中，杂合体的临床表现较纯合体(DD)为轻。软骨发育不全症是不完全显性遗传病。本病纯合体(AA)病情严重，多在胎儿期或新生儿死亡，而杂合体(Aa)患者在出生即有体态异常，四肢短粗，下肢向内弯曲，腰明显前突，头大等。主要是由于长骨骨骺端软骨细胞形成及骨化障碍，影响了骨的生长所致。

一个软骨发育不全症患者与正常人婚配，每生一个孩子有 1/2 的可能性是软骨发育不全

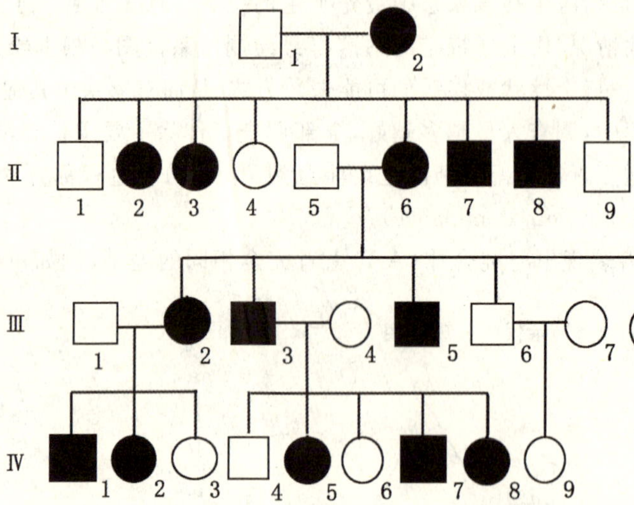

图 4-5-5 常染色体显性遗传典型系谱

性侏儒患者(Aa),1/2 的可能性是正常人(aa)。如果两个软骨发育不全症患者婚配,后代中约有 1/4 的可能性是正常人(aa),2/4 的可能性为杂合体患者(Aa),1/4 的可能性为纯合体患者(AA)。后者将死于胚胎期或婴儿期(图 4-5-6)。

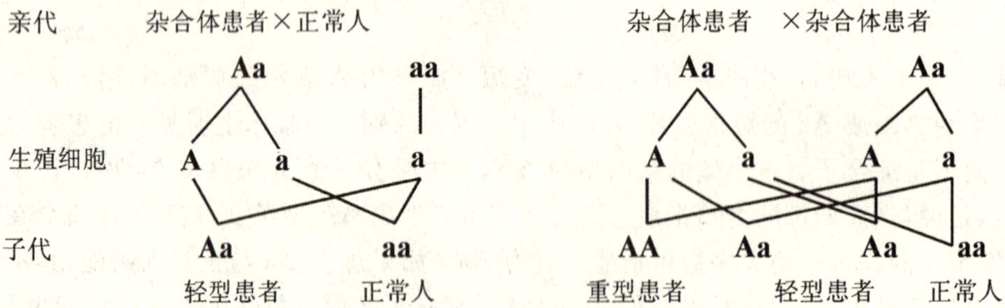

图 4-5-6 软骨发育不全症的不同婚配方式及传递规律

β 地中海贫血也是一种不完全显性遗传病。

3. 共显性遗传(codominance)

是指一对等位基因之间,没有显性和隐性的区别,在杂合状态下,两种基因作用同时完全表现出来。

人类的 ABO 血型是由一组复等位基因来决定,它们分别为 I^A,I^B 和 i。这一组复等位基因均位于 9 号染色体长臂上。位于一对同源染色体上某一特定位点有 3 种或 3 种以上的基因称为复等位基因。对某个人来说只能有其中两个基因,对人群来说,该位点可能有多种等位基因。I^A 决定红细胞表面有抗原 A,I^B 决定红细胞表面有抗原 B,i 决定红细胞表面没有抗原 A 和抗原 B 而有 H 物质,I^A 和 I^B 对 i 为显性,I^A 和 I^B 是共显性。i 为隐性(表 4-5-1)。

表 4-5-1 ABO 血型特点

血　　型	红细胞抗原	血清中天然抗体	基因型
A	A	β	I^AI^A;I^Ai
B	B	α	I^BI^B;I^Bi
AB	AB	—	I^AI^B
O	—	α β	ii

根据分离定律原理,已知双亲的血型便可推知子女可能出现的血型或不可能出现的血型。如父母双方血型同为AB型,他们子女的血型只能是A型、B型或AB型,不可能是O型(图4-5-7)。

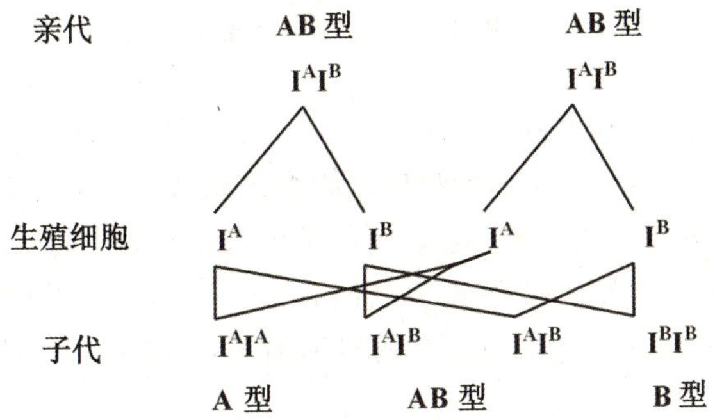

图 4-5-7 AB型人和AB型人婚配图解

4. 不规则显性遗传(irregular dominance)

在一些常染色体显性遗传病中,杂合体由于某种原因不表现出相应的症状或遗传病,病情程度也有差异,因此在系谱中出现隔代遗传现象。多指症就是不规则显性的典型例子。图4-5-8是一个多指的系谱。先证者$Ⅱ_2$多指,其子女$Ⅲ_1$和$Ⅲ_2$多指,$Ⅲ_3$手指正常,而$Ⅱ_2$的基因型一定是杂合子,$Ⅱ_2$的父母表型均正常,$Ⅱ_2$的二伯父是多指患者。因此,从整个系谱来看,$Ⅱ_2$的致病基因来自其父亲,$Ⅰ_3$带有致病基因,由于某种原因未得到表达,所以没有发病,但把致病基因传递给后代的可能性为1/2,下一代在适宜条件下,又表现出多指症状。

显性基因在杂合状态下是否表达出相应的症状,常用外显率表示,即一定基因型在群体中形成相应表型的百分率。例如,在10名杂合体(Aa)中,只有7名形成与基因A相应的性状,就认为A的外显率为70%。完全不表达的杂合体(Aa)称为钝挫型。钝挫型的致病基因虽未表达,但可传递给后代。群体中如带有某一致病基因的个体,100%发生了遗传病,称完全外显。外显率低于100%时,为不完全外显或外显不全。一般外显率高者可达70%～80%,低者只有20%～30%。另外,有些杂合体(Aa),显性基因A的作用虽然表现出相应的性状,但在不同个体间,表现出的轻重程度有所不同,如多指症,就有多指数目、长短不一等现象。这种杂合体(Aa)由于某种原因而导致个体间表现程度的差异,一般用表现度来表示。

外显率和表现度是两个不同的概念,前者说明基因表达与否,是群体概念,后者说明的是在基因的作用下表达的程度不同,是个体概念。

不规则显性产生的原因还不十分清楚,不同的个体所具有的不同的遗传背景和生物体内外环境对基因表达产生的影响,可能是引起不规则显性的重要原因。

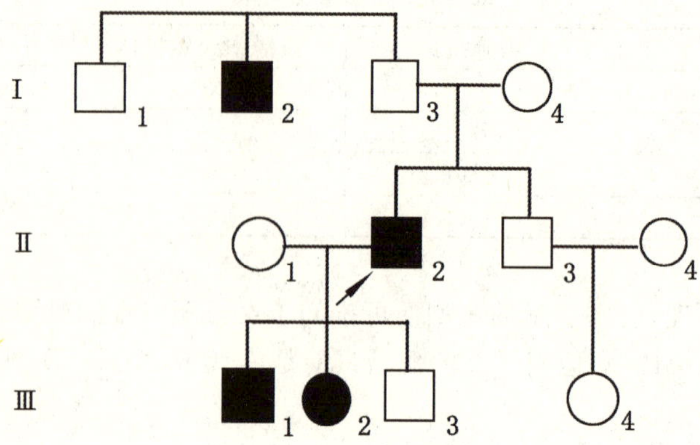

图 4-5-8　多指症系谱

5. 延迟显性遗传(delayed dominance)

指带有致病基因的杂合体,在生命的早期不表现出相应的症状,当达到一定年龄时,致病基因作用才表达出来。家族性结肠息肉症就是一种延迟显性遗传病。该病患者的结肠壁上有许多大小不等的息肉,临床主要症状为便血并伴粘液。35 岁左右,结肠息肉可恶变为结肠癌。在延迟显性遗传病中,年龄可作为一种重要的修饰因子,使显性基因所控制性状出现延迟表达。

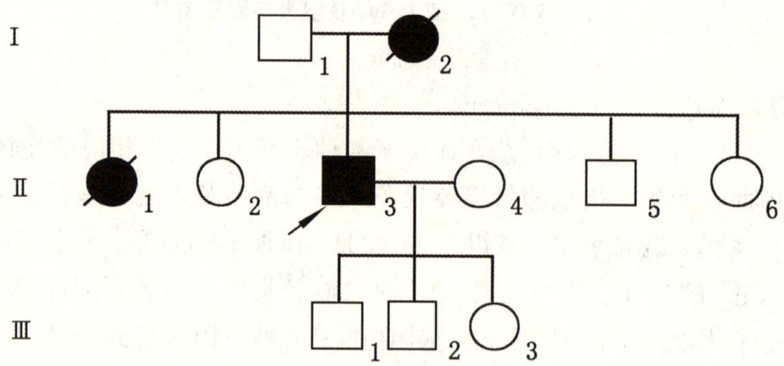

图 4-5-9　家族性结肠息肉症的系谱

图 4-5-9 是一个家族性结肠息肉症的系谱,先证者Ⅲ$_3$ 的结肠息肉已恶变为结肠癌,她的母亲、姐姐均死于结肠癌。Ⅱ$_3$ 的 3 个子女暂无症状,这是由于他们年龄还小的原因,但他们仍有 1/2 的可能带有致病基因,发生结肠息肉,应定期到医院检查。

(二)常染色体隐性遗传病

1. 常染色体隐性遗传病及其系谱特点

控制一种性状或疾病的基因是隐性基因,并且位于常染色体上,其遗传方式称为常染色体隐性遗传(autosomal recessive inheritance, AR)。有常染色体隐性致病基因引起的疾病称为常染色体隐性遗传病。在常染色体隐性遗传病中,A 代表正常基因,a 代表致病基因,杂合体(Aa)由于有显性基因 A 的存在,隐性基因 a 的作用不能表现,所以杂合体不发病。这种表型正常但带有致病基因的杂合体称为携带者。只有当个体为纯合体(aa)时,隐性基因所控制的性状才能表现出来。因此临床上所见到的常染色体隐性遗传病患者,其父母往往是携带者。

临床上常见的常染色体隐性遗传病有白化病、高度近视、苯丙酮尿症、肝豆状核变性、镰形细胞贫血等。

白化病是一种常见的常染色体隐性遗传病,由于患者体内编码酪氨酸酶的基因发生突变,酪氨酸酶缺乏而导致黑色素合成发生障碍,从而引起白化症状。患者虹膜淡红色,而且羞明,皮肤呈白色或淡黄色。现以 a 表示该病的致病基因,其等位基因 A 为正常基因,当一对夫妇均为携带者时,他们的后代将有 1/4 的可能为白化病患儿,3/4 的可能为表型正常的个体,在表型正常的个体中,有 2/3 的可能为白化病基因携带者(图 4-5-10)。

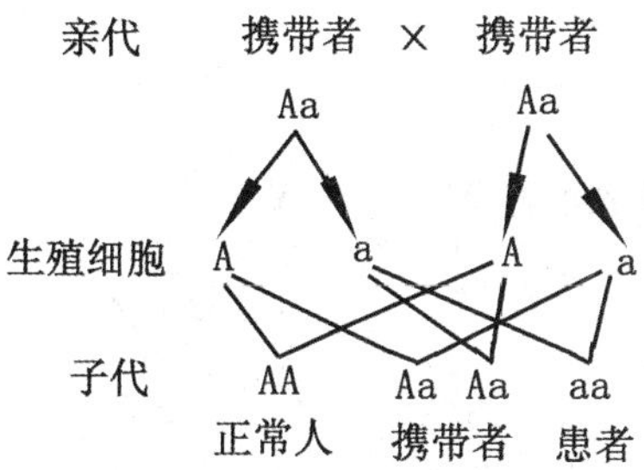

图 4-5-10 白化病携带者婚配图

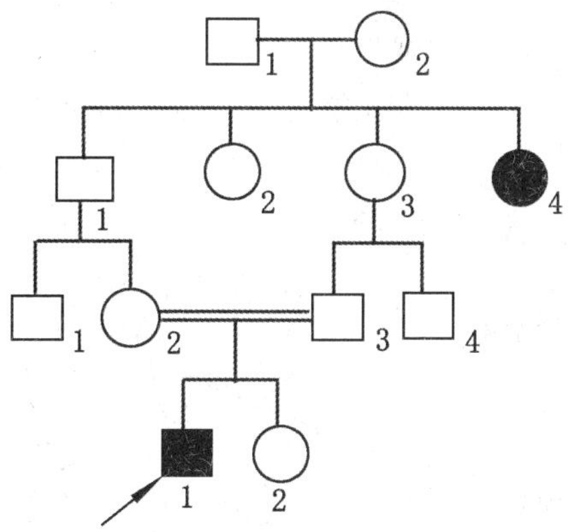

图 4-5-11 常染色体隐性遗传典型系

如图 4-5-11 是常染色体隐性遗传的典型系谱,有如下特点:(1)致病基因位于常染色体上,遗传与性别无关,男女发病机会均等。(2)系谱中看不到连续遗传现象,常为散发,有时系谱中只有先证者一个患者。(3)患者双亲往往表型正常,但他们都为携带者。患者同胞约有 1/4 的可能患病,3/4 可能正常,在表型正常的同胞中有 2/3 的可能为携带者。(4)近亲婚配,子代中隐性遗传病的发病率比非近亲婚配要高得多,这是因为他们有共同祖先,往往具有某些共同基因。

2. 近亲婚配子代发病风险增高

近亲婚配是指两个在 3～4 代内有共同祖先的人婚配。已知一级亲属(父母与子女,同胞)之间基因相同的可能性为 1/2,其亲缘系数为 1/2;二级亲属(一个人与祖父母,外祖父母、叔、伯、姑、舅、姨)之间基因相同的可能性为 1/4,其亲缘系数为 1/4;三级亲属(表兄妹、堂兄妹)之间基因相同的可能性为 1/8,亲缘系数为 1/8。

如半乳糖血症在人群中携带者频率为 1/150,当夫妇同为携带者时,他们生出患儿的可能性为 1/4。当表亲结婚时,生下患儿的风险为 1/150×1/8×1/4=1/4 800,随机婚配时,生下患儿的风险为 1/150×1/150×1/4=1/90 000,表兄妹婚配生出半乳糖血症患儿的风险比随机婚配增高约 18 倍,因此近亲婚配增加了群体中隐性遗传病发病率,而且群体中隐性遗传病发病率越低,近亲婚配的危险性越高。

(三)性连锁遗传病

1. X 连锁隐性遗传病

控制一种性状或疾病的基因是隐性基因，并且位于 X 染色体上，其遗传方式称 X 连锁隐性遗传(X-linked recessive inheritance, XR)。由 X 染色体上致病基因引起的疾病称为 X 连锁隐性遗传病。

用 a 表示致病基因，A 表示正常基因。女性有两条 X 染色体，显性纯合(X_AX_A)时为正常，杂合(X_AX_a)时为携带者，只有隐性纯合(X_aX_a)时为患者。由于男性只有一条 X 染色体，其 Y 染色体上缺少与之对应的等位基因，男性只有成对基因中的一个，称为半合。所以，只要 X 染色体上有隐性致病基因 a 就会患病。因此，人群中男性患者多于女性患者。

人类的红绿色盲就是 X 连锁隐性遗传的典型例子。患者不能正确区分红色和绿色，这是由 X 染色体上紧密相连的红色盲基因和绿色盲基因决定的，这两个基因均为隐性基因，一般将它们综合在一起考虑，总称为红绿色盲。在中国人中，男性患病率约为 7%，女性患病率约为$(0.07)^2=0.49\%$。

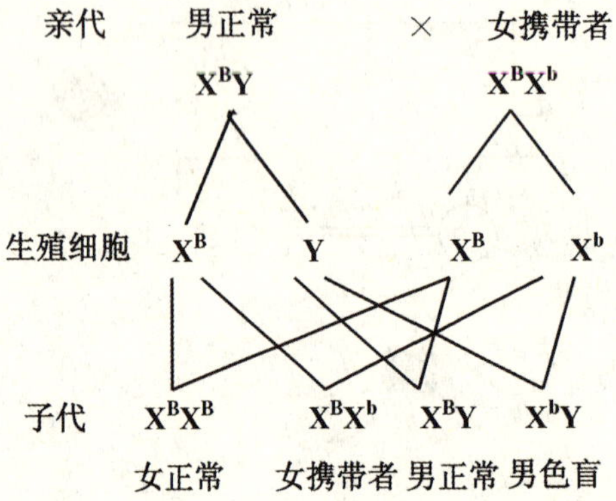

图 4-5-12

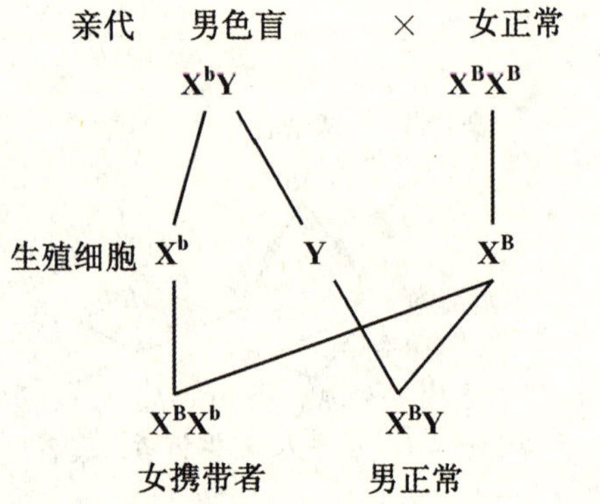

图 4-5-13

用 b 表示红绿色盲基因，B 表示相应的正常基因。如女性色盲携带者与正常男性婚配，后代中儿子将有 1/2 患红绿色盲，1/2 正常；女儿中将有 1/2 正常，1/2 为携带者(图 4-5-12)。

男性色盲者与正常女性婚配，儿子正常，女儿都为携带者(图 4-5-13)。

男性色盲患者与女性携带者婚配，后代中女儿将有 1/2 发病，1/2 携带者，儿子中将有 1/2 正常，1/2 发病(图 4-5-14)。

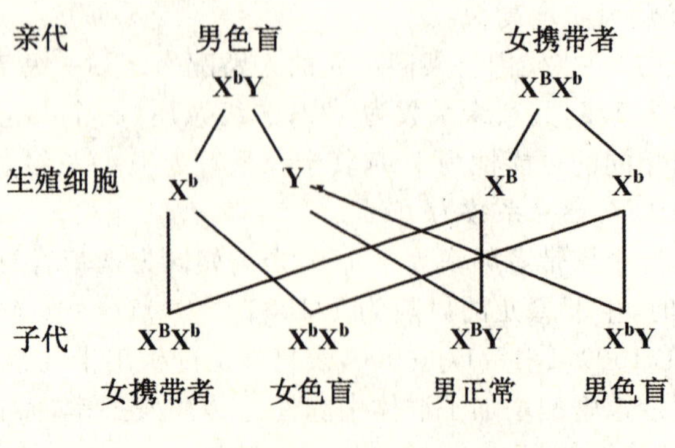

图 4-5-14

通过上述例子说明了交叉遗传现象，即在 X 连锁中男性致病基因只能从母亲传来，将来也只能传给女儿,不存在男性往男性方向传递,称为交叉遗传。所有 X 连锁遗传都具有交叉遗传的特点。

除了红绿色盲外,血友病 A、假肥大型肌营养不良也是 X 连锁隐性遗传病。

图 4-5-15 是一个血友病 A 的系谱,本病患者血浆中缺少凝血因子Ⅷ或称抗血友病球蛋白(AHG),使凝血发生障碍,皮下、肌肉内反复出血形成瘀斑,下肢各关节腔内出血可使关节呈僵直状态,颅内出血可导致死亡。

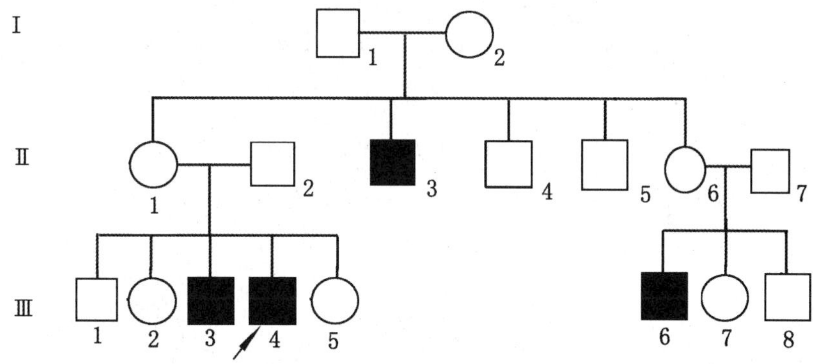

图 4-5-15 X 连锁隐性遗传典型系谱

X 连锁隐性遗传系谱特点如下:(1)男性患者多于女性患者,系谱中往往只有男性患者。(2)双亲无病时,儿子可能发病,女儿则不会发病。患儿的致病基因只能从携带者母亲中遗传而来。(3)男性患者的兄弟、外祖父、舅父、姨表兄弟、外甥可能是患者。(4)如果女性是患者,其父亲一定是患者,母亲是携带者或患者。

2. X 连锁显性遗传病

控制一种性状或疾病的基因是显性基因,并且位于 X 染色体上,这种遗传方式称为 X 连锁显性遗传(X-linked dominant inheritance, XD)。由 X 染色体上的显性致病基因引起的疾病称为 X 连锁显性遗传病。

男性有一条 X 染色体,只要 X 染色体上有致病基因就会患病,而且病情严重。女性有两条 X 染色体,其中任何一条带有致病基因就会发病。因此,X 连锁显性遗传病中女性发病率要比男性发病率高 1 倍,而且病情往往比男性患者要轻。

抗维生素 D 佝偻病是 X 连锁显性遗传病,患者由于肾小管对磷酸盐再吸收障碍,从而血磷下降,尿磷增多,肠道对磷、钙吸收不良而影响骨质钙化形成佝偻病。患者可有 O 型腿、X 型腿、鸡胸等骨骼发育畸形,多发性骨折,行走困难和生长缓慢等症状。

如用 A 表示抗维生素 D 佝偻病基因,a 表示相应的正常等位基因。女性杂合子患者与正常男性婚配,儿女各有 1/2 的发病风险(图 4-5-16)。

男性患者与正常女性婚配,女儿全部都是患者,儿子全部正常(图 4-5-17)。

图 4-5-18 为 X 连锁显性遗传的典型系谱,其系谱特点为:(1)系谱中女性患者比男性患者多,前者病情常常较轻。(2)患者双亲必有一方是患者,在系谱中常看到连续传递的现象。(3)男性患者的女儿全是患者,儿子全部正常。(4)女性患者(杂合体)的子女各有 1/2 患者,1/2 正常。

3. Y 连锁遗传病

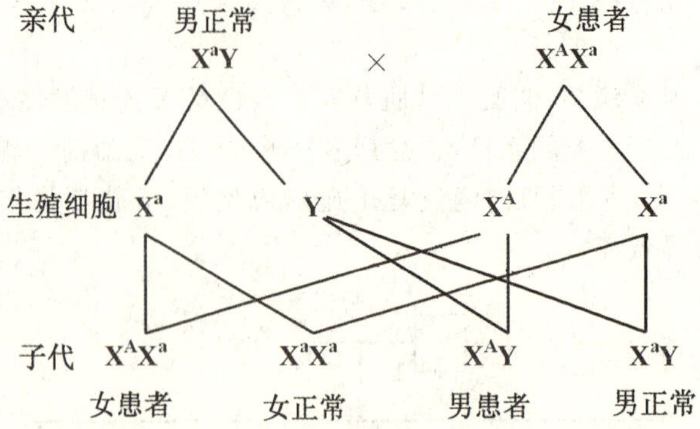

4-5-16　抗维生素 D 性佝偻病女性患者与男性正常婚配图解

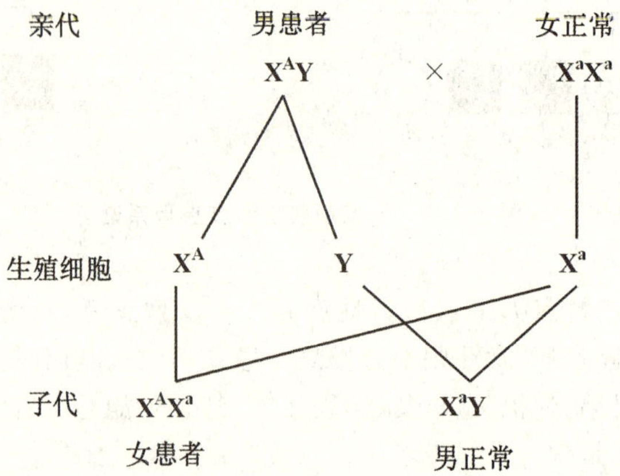

5-17　抗维生素 D 性佝偻病男性患者与正常女性婚配图解

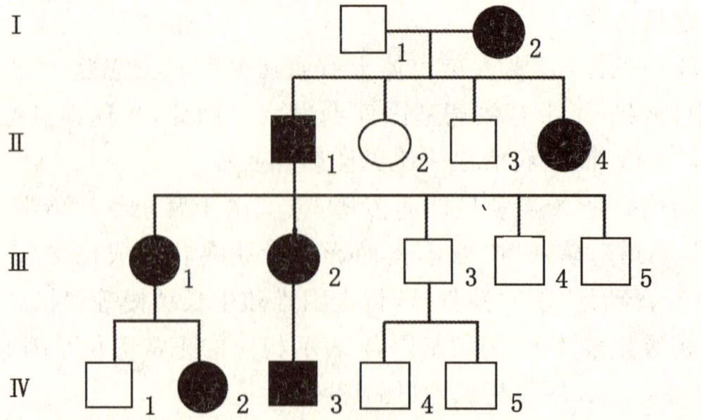

图 4-5-18　X 连锁显性遗传典型系谱

控制一种性状或疾病的基因位于 Y 染色体上，其遗传方式为 Y 连锁遗传(Y-linked inheritance)。由于女性没有 Y 染色体，而男性有 Y 染色体，Y 连锁的基因只有男性才有。所以这些基因将随 Y 染色体进行传递，父传子，子传孙，又称为全男性遗传。目前已知的 Y 连锁遗传性状或遗传病比较少，已知的有 H—Y 抗原基因，外耳道多毛基因和睾丸决定因子基因等。图 4-5-19 为一个外耳道多毛症系谱。系谱中祖孙三代患者全是男性，到了青春期，外耳道中可长出 2～3 丛状黑色硬毛，常可伸出耳孔外。系谱中女性均无此症。

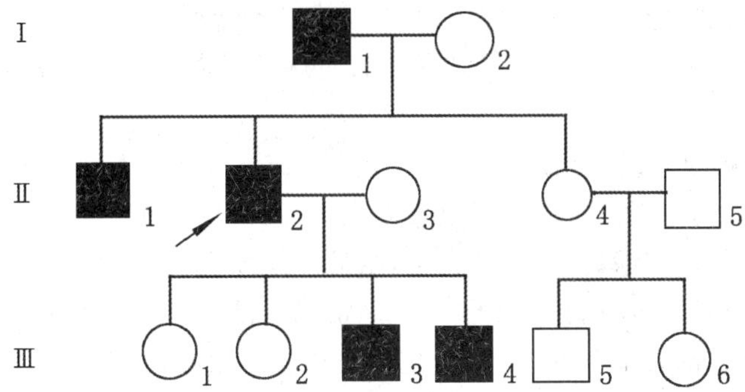

图 4-5-19　外耳道多毛症系谱

(四)两种单基因遗传病的遗传

人类两种单基因性状或疾病相伴随遗传的现象是普遍存在的，当一个家庭中同时存在两种单基因遗传病时，若要分析它们伴随传递规律，其中关键问题就是考虑控制它们的基因是否位于同一对染色体上，据此，可分为如下两种情况：

1. 两种单基因病的自由组合

人类两种单基因病的致病基因位于非同源染色体上时，它们按自由组合律独立传递。

例如在一个家系中，父亲是并指症患者，母亲正常，婚后生过一个白化病患儿，试问以后再生子女发病情况如何？

已知并指症是常染色体显性遗传病，致病基因用 B 表示，白化病是常染色体隐性遗传病，致病基因用 a 表示，已知这两种致病基因位于非同源染色体上，由于这对夫妇已生有一个白化病患儿(aa)，故双亲均为白化病基因携带者(Aa)，父亲并指而母亲及白化病患儿都不是并指，所以父亲的基因型为 Bb，母亲及患儿的基因型为 bb。把这两种病综合在一起，父亲基因型为 AaBb，母亲基因型为 Aabb，再生孩子发病情况见图 4-5-20。

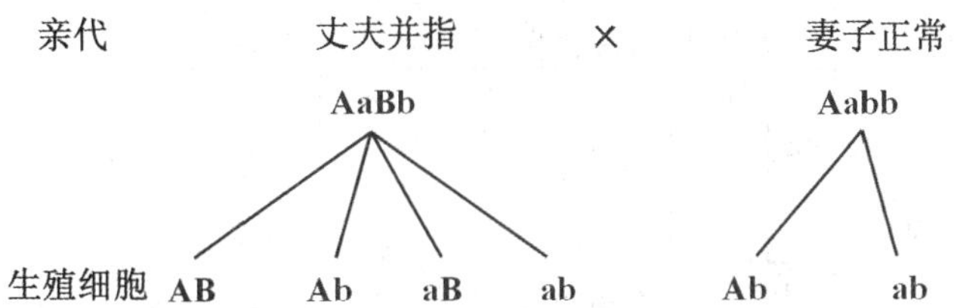

子代

精子 / 卵子	AB	Ab	aB	ab
Ab	AABb 并指	AAbb 正常	AaBb 并指	Aabb 正常
ab	AaBb 并指	Aabb 正常	aaBb 白化并指	aabb 白化

图 4-5-20　两种致病基因在非同源染色体上的自由组合

上述婚配形式也可用概率定律对后代发病风险作出估计。因为短指是一种常染色体显性遗传病,子代出现短指症患儿的可能性为 1/2,正常的可能性为 1/2,而白化病是一种常染色体隐性遗传病,子代中出现白化病患儿的可能性为 1/4,正常可能性为 3/4。如果把这两种病综合在一起考虑,利用乘法定理,对这对夫妇再生的第二胎情况进行预测。仅短指的概率为 3/4×1/2=3/8;仅白化病的概率为 1/4×1/2=1/8;白化又短指的概率为 1/4×1/2=1/8;正常的概率为 3/4×1/2=3/8。

2. 两种单基因病的连锁与互换

当两种单基因病的基因位于同一对染色体上时,它们按照连锁互换定律传递。

例如有一家系,父亲红绿色盲,母亲正常,婚后生一女儿是红绿色盲,一儿子是红绿色盲,另一儿子患血友病 A,试问他们再生孩子的发病情况。已知红绿色盲和血友病 A 是 X 连锁隐性遗传病,其致病基因都位于 X 染色体上,它们是相互连锁的,互换率为 10%。红绿色盲基因用 b 表示,血友病 A 基因用 h 表示,由于女儿和儿子为红绿色盲患者,所以母亲必然是该病的携带者,从另一个儿子是血友病 A 患者来看,母亲也必然是血友病 A 基因的携带者,而这两种致病基因分别位于两条 X 染色体上,父亲为红绿色盲,故带有色盲基因。由于母亲在生殖细胞形成时,X 染色体上这两对致病基因发生交换,交换率为 10%,从而母亲可形成 4 种生殖细胞,其致病基因发生交换的两种类型占 10%。父亲形成两种精子。图 4-5-21 可看出:他们所生的女儿中,患色盲的可能性为 50%,正常的可能性为 50%;儿子中患血友病 A 的可能性为 45%,患红绿色盲的可能性为 45%,同时患两种病的可能性为 5%,还有正常的可能性为 5%。

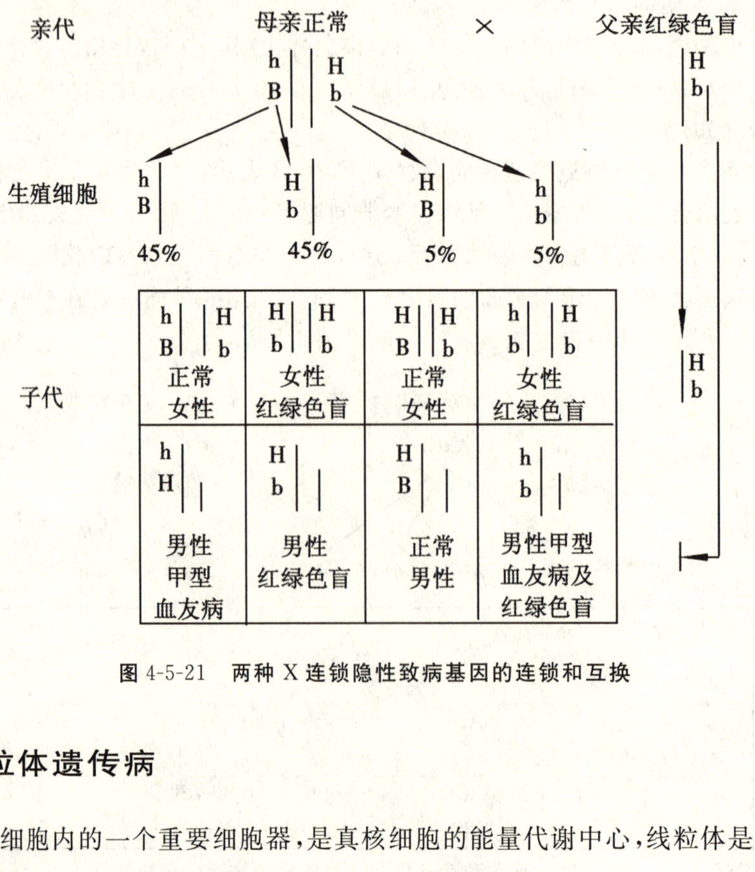

图 4-5-21　两种 X 连锁隐性致病基因的连锁和互换

四、线粒体遗传病

线粒体是细胞内的一个重要细胞器,是真核细胞的能量代谢中心,线粒体是人细胞中除核之外惟一含有 DNA 的细胞器，有自己的遗传密码和蛋白质翻译系统。线粒体 DNA(mitochondrial DNA, mtDNA)是一个总长仅 16 569 碱基对(bp)的环行分子，含有 37 个基因，分别编码 13 个 mRNA、2 个 rRNA 和 22 个 tRNA。

mtDNA 基因突变可引起线粒体疾病，由于精卵结合后的合子或受精卵中的线粒体几乎来自卵细胞(因为精子细胞中含极少量的线粒体)，所以线粒体的遗传往往为母系遗传。即母亲所携带的 DNA 传给她所有儿女，但只有女儿把这种突变传给下一代。近年来，随着研究深入，对线粒体遗传病方面有了更深入的认识。由于核 DNA(nuclear DNA, nDNA)编码大量的维持线粒体结构和功能的大分子复合物及大多数氧化磷酸化酶的蛋白质亚单位；另外，线粒体的复制、转录、翻译等都受核 DNA 的控制，有些核 DNA 的突变也会表现为线粒体疾病，它们呈孟德尔遗传。

线粒体所表现出来的临床特征包括：肌病、心肌病、痴呆、突发性肌痉挛、耳聋、失明、贫血、糖尿病、大脑供血异常(休克)等，例如遗传性视神经萎缩(leber hereditary optic neuropathy, LHON)是一种罕见的眼部线粒体疾病。典型的 LHON 首发症状为视物模糊，接着在几个月之内出现无痛性、完全或接近完全的失明。通常是两眼同时受累，要么在一只眼睛失明不久，接着另一只眼睛也会很快失明。视神经和视网膜神经元的退化是 LHON 的主要病理特征。另外还有周围神经的退化、震颤、心脏传导阻滞和肌张力降低，有时伴随双侧失明。LHON 通常在 20～30 岁时发病，但发病年龄范围可以从儿童时期一直到 70 岁。通常存在性别差异，一般男性患病率是女性的 5 倍。这种差异的原因还不清楚。

最近研究表明，家族性氨基糖甙类抗生素敏感所导致的耳聋是由 mtDNA 突变引起的，呈母系遗传。

五、多基因遗传病

(一)多基因遗传的概念和特点

一些遗传性状或遗传病的遗传基础不是一对等位基因，而受两对或更多对等位基因所控

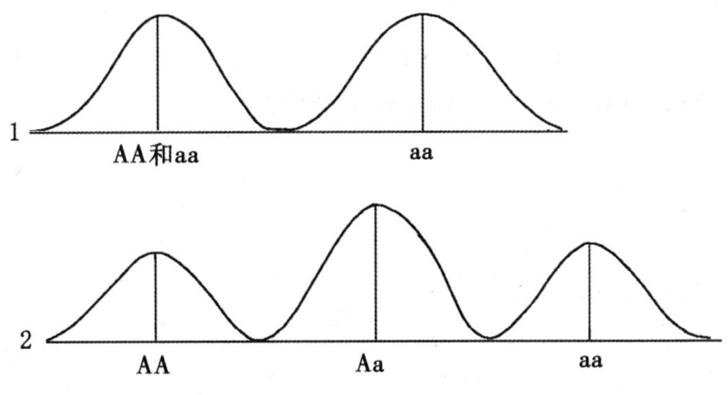

图 4-5-22 质量性状变异分布图

制，每对等位基因彼此之间没有显性和隐性的区别，而是共显性，这些等位基因对遗传性状形成的作用微小，称为微效基因，但多对等位基因的作用累加起来，可以形成一个明显的表型效应，即累加效应。此外，除了受微效等位基因作用外，还受环境因素的影响，这类遗传性状或遗

传病的遗传方式称为多基因遗传(polygenic inheritance)。多基因遗传的基因和单基因遗传的

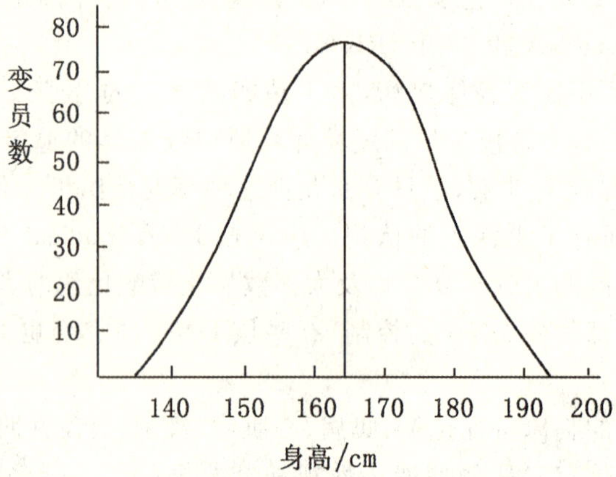

图 4-5-23　**人身高的变异分布图**

基因一样,也是按孟德尔遗传规律分离和自由组合的。在单基因遗传性状的群体中的变异分布是不连续的,可以明显区分 2～3 个显著不同的群体,所以单基因遗传性状也称为质量性状(图 4-5-22)。多基因遗传性状在群体中的变异分布是连续的,不同个体间只有量的差异,叫做数量性状,变异的分布是连续的,呈正态分布(图 4-5-23)。例如人的身高、体重、智商和肤色等属于多基因性状。数量性状的遗传基础是由多基因控制,同时也受环境因素的影响。

(二)多基因遗传病

多基因遗传病是指疾病的形成除了受多对微效基因控制外,同时疾病的形成还受环境因素的影响,这类遗传病称为多基因遗传病(polygenic disease)。例如高血压、糖尿病、精神分裂症等。

1. 易感性、易患性和发病阈值

(1)易感性

在多基因遗传病中,若干微效基因的累加作用,使带有致病基因的个体有患病的遗传基础,这种由多基因遗传基础决定的患病风险称为易感性。所以易感性仅指个体的遗传基础。

(2)易患性与发病阈值

在多基因遗传病中,由遗传基础和环境因素的共同作用决定一个个体的患病风险,称为易患性。易患性的变异呈正态分布,即群体中大多数个体的易患性都接近平均值,易患性很低和很高的个体数量都很少。当一个个体的易患性达到或超过一定限度的时候,这个个体就会患病,这种由易患性决定的多基因病的发病最低限度称为阈值(图 4-5-24)。阈值把连续分布的易患性变异分成两部分,大部分为正常个体,小部分为患

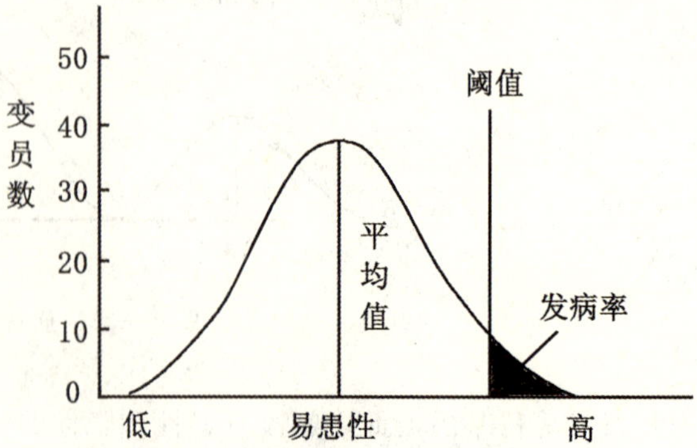

图 4-5-24　**群体中易患性变异与阈值**

病个体。阈值代表在一定的环境条件下发病所必须的最低的致病基因的数量。

一个个体易患性高低无法测量，一般只能根据他们婚后所生子女的发病情况作出粗略的估计。但是一个群体易患性平均值则可以从群体的发病率做出估计。一种多基因遗传病在群体中发病率越高，该群体的易患性越高，其易患性平均值与阈值就近。相反，群体中发病率低，其易患性低，其平均值与阈值就远（图 4-5-25）。

2. 遗传率

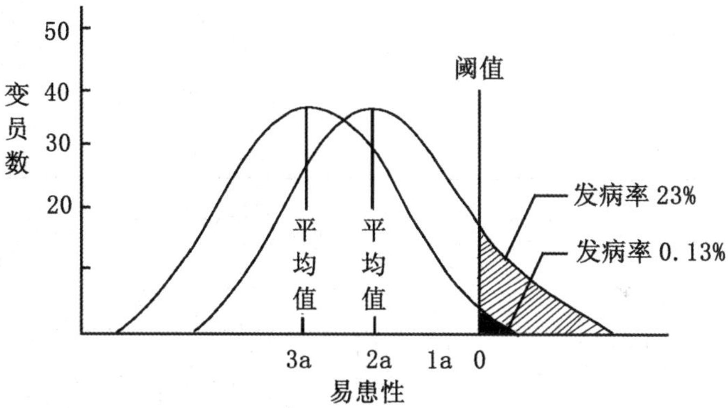

图 4-5-25　易患性阈值和平均值距离与发病率的关系

在多基因遗传病中，易患性的高低受遗传基础和环境因素的双重影响，其中遗传基础所起作用大小称为遗传率。遗传率一般用百分率（%）表示，如果一种遗传病完全是由遗传基础决定的，其遗传率为 100%，这种情形很少见。在遗传率高的多基因遗传病中，遗传率可高达 70%～80%，这表明其遗传基础在决定易患性变异和发病上起着重要作用，而环境因素影响较小；在遗传率低的疾病中，遗传率可仅为 30%～40%或更低，这表明环境因素在决定易患性变异和发病上更为重要。而遗传因素作用不显著。表 4-5-2 是一些多基因遗传病发病率的举例。

表 4-5-2　一些多基因遗传病的遗传率

病名	群体发病率（%）	患者一级亲属发病率（%）	男：女	遗传率
唇裂±腭裂	0.17	4	1.6	76
腭裂	0.04	2	0.7	76
先天性髋关节脱臼	0.1～0.2	男先证者 4	0.2	70
		女先证者 1		
先天性幽门狭窄	0.3	男先证者 2	5.0	75
		女先证者 10		
先天性畸形足	0.1	3	2.0	68
先天性巨结肠	0.02	男先证者 2	4.0	80
		女先证者 8		
脊柱裂	0.3	4	0.8	40
无脑儿	0.5	4	0.4	60

先天性心脏病(各型)	0.5		2.8	—	35
精神分裂症	0.5～1.0		10～15	1	80
糖尿病(青少年型)	0.2		2～5	1	75
原发性高血压	4～10		15～30	1	62
冠心病	2.5		7	1.5	65
消化性溃疡	4		8	1	37
哮喘	4		20	0.8	80
强直性脊柱炎	0.2	男先证者	7	0.2	70
		女先证者	2		

3. 多基因遗传病的特点

(1)家族聚集倾向,多基因遗传病的群体发病率一般为1.0‰～10‰,患者一级亲属发病率为1.0%～10.0%。

(2)随着亲属级别降低,患者亲属的发病风险迅速降低,即一级亲属发病率高于二级亲属,二级亲属发病率高于三级亲属,依此类推。

(3)发病率有种族(或民族)差异。

4. 多基因遗传病发病风险的估计

(1)患者一级亲属的发病风险与群体发病率的关系

在多基因遗传病中,患者一级亲属的患病率比群体患病率要高得多。当群体发病率为0.1%～1%,遗传率为70%～80%,可以用Edward公式来估计发病风险。即 $f=\sqrt{P}$。f 代表患者一级亲属发病率,P 代表一般群体发病率,如遗传率不在此范围,可根据群体发病率、遗传率和患者一级亲属发病率的关系图解(图4-5-26)查得。

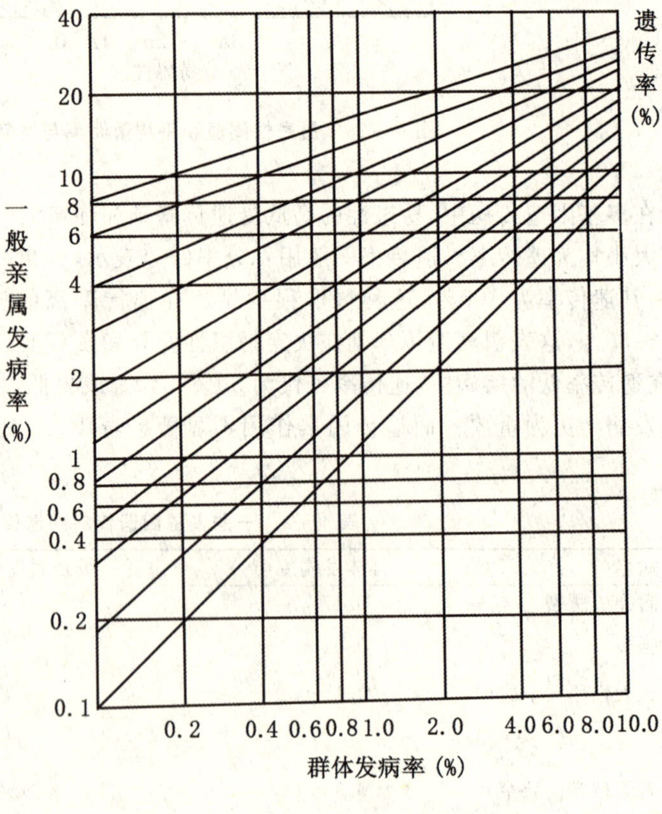

图4-5-26 一般群体发病率、遗传率与患者一级亲属发病率的关系图解

(2)家庭中患病人数与再发风险关系

家庭中患病人数愈多，再发风险愈高。

(3)病情严重程度与再发风险关系

病情越严重的多基因遗传病患者，其同胞的再发风险越高。

(4)发病率有性别差异时与再发风险的关系

当一种多基因遗传病的发病率有性别差异时，发病率低的性别患者其后代发病风险高，发病率高的性别患者其后代发病风险低。

（陈　万）

第六节　群体中的基因行为

群体(population)笼统地讲是指一群可以相互婚配或杂交的个体。又有广义和狭义之分。广义的群体指同一物种的所有个体，如地球上生活的所有人类个体就是一个大的群体，但这样的大群体难以研究。狭义的群体即孟德尔群体(mendelian population)则是指生活在同一区域的某一物种的所有个体。群体遗传学研究的群体系后者。

群体遗传学(population genetics)乃遗传学的一个分支学科，是研究群体的遗传结构及其变化规律的科学。具体说是应用数学和统计学的方法研究群体中的基因频率、基因型频率及其影响因素。与医学实践相结合，即形成了临床群体遗传学(clinical population genetic)或遗传流行病学(genetic epidemiology)，主要研究人类群体中各种遗传病致病基因的频率、携带者的频率、发病率以及影响它们的环境因素如基因突变、自然选择、人口移居、近亲婚配等。

人类群体中的遗传结构由群体中各种基因的频率及其各种基因型在数量上的分布所构成。一个群体中全部个体所共有的全部基因称为基因库(gene pool)。某个个体所具有的基因只代表基因库的一小部分。

一、群体中的遗传平衡

(一)群体中的基因频率

基因频率(gene frequency)指某一基因在群体中的相对数量。具体说，基因频率是指某一等位基因占该基因座上可能出现的全部等位基因的比率。例如，某基因座上有 A 和 a 两个等位基因，其中 A 基因占 80%，a 基因占 20%，则 A 基因的频率为 0.80，a 基因的频率为 0.20，与基因频率密切相关的另一个常用概念是基因型频率。

基因型频率(genotypic frequency)是指群体中某种基因型个体占该群体个体总数的比率，它反映某一基因型个体在群体中的相对数量。例如在某群体中调查了 1 000 人，其中 M 血型个体有 500 人，MN 血型个体有 300 人，N 血型个体为 200 人，则群体中 3 种基因型的频率分别为 0.5，0.3 和 0.2。

基因频率的计算。如果某基因座上的等位基因是共显性的，则群体中该等位基因的频率可以较方便地从相应的基因型频率推算出来。例如，已知 MN 血型是共显性遗传的，由一对呈共显性的等位基因 L^M 和 L^N 决定，M 型和 N 型为纯合体，MN 型为杂合体，即 M 型、N 型和 MN 型 3 种个体的基因型分别为 L^ML^M，L^NL^N 和 L^ML^N。设某群体共有 1 500 人，其中 800 人为 M 型，500 人为 N 型，200 人为 MN 型。在该群体中 M 型、N 型和 MN 型 3 种个体基因型的频率分别为：M 型($L^M L^M$)＝800/1 500＝0.533，N 型($L^N L^N$)＝500/1 500＝0.333，MN 型($L^M L^N$)＝200/1 500＝0.133。

设 L^M 的基因频率为 p，L^N 的基因频率为 q，则

$p = L^M L^M + 1/2 L^M L^N = 0.533 + 1/2 \times 0.133 \approx 0.6$

$q = L^N L^N + 1/2 L^M L^N = 0.333 + 1/2 \times 0.133 \approx 0.4$

L^M 和 L^N 两种基因频率之和为 1，即 $p+q=0.6+0.4=1$。

在这种情况下，也可根据基因频率的定义进行计算。以上述群体为例，对于 L^M 和 L^N 这对等位基因来说，1 500 个人共有 3 000 个基因(每人 2 个)，每个 M 型个体为 2 个 L^M 基因，每个 N 型为 2 个 L^N 基因，而每个 MN 型个体则带有一个 L^M 和一个 L^N 基因，故根据基因频率的定义，L^M 和 L^N 两种基因的频率分别为：

$$p = \frac{800 \times 2 + 200}{3\,000} = 0.6$$

$$q = \frac{500 \times 2 + 200}{3\,000} = 0.4$$

如果等位基因之间在表型效应上有显隐性之分，纯合显性(AA)与杂合子(Aa)在表型上无法区分，则不能应用上述方法计算基因频率，但是，如果一个群体的某对等位基因已达到了遗传平衡，就可利用遗传平衡定律推算出有显隐性之分的等位基因的频率。

(二)遗传平衡定律

英国数学家哈迪(Hardy，1908)和德国医生温伯格(Weinberg，1909)分别应用数学方法证明了基因频率在群体中的变化规律，即在一个大的群体中，如果交配是随机的，没有突变发生、没有自然选择作用、没有大规模的迁移，那么群体中各基因频率和基因型的频率可一代代保持不变，这就是所谓的遗传平衡定律(law of genetic equilibrium)，也常称为哈迪－温伯格定律(Hardy-Weinberg law)。这种基因频率和基因型频率可一代代保持不变的群体称为遗传平衡群体。要保持群体的遗传平衡状态，必须满足下列条件：①群体很大；②随机交配；③无自然选择；④无突变发生；⑤无大规模迁移。如果上述条件改变，群体的遗传平衡状态会被打破。

那么，在遗传平衡的群体中，各基因型的频率符合什么样的规律呢？

现有一对等位基因 A 和 a，设基因 A 的频率为 p，基因 a 的频率为 q，则 $p+q=1$。根据数学原理

$$(p+q)^2=1$$

将二项式展开

$$(p+q)^2=p^2+2pq+q^2=1$$

在这里，p^2 为基因型 AA 的频率，$2pq$ 为基因型 Aa 的频率，q^2 为基因型 aa 的频率。

显然，AA∶Aa∶aa＝$p^2 : 2pq : q^2$，这就是遗传平衡群体中各种基因型频率的分布。也就是说，如果达到了这一比例，一个群体便达到了遗传平衡。如果没有达到这个比例，即为遗传不平衡群体，但只要随机婚配，遗传不平衡的群体很容易达到遗传平衡。

例如，某群体有 200 人，其中纯合体 AA 有 120 人，纯合体 aa 有 40 人，杂合体 Aa 有 40 人，这样的群体是否达到了遗传平衡呢？我们可先计算出各基因型的频率。即

AA 的频率为 120/200＝0.6

Aa 的频率为 40/200＝0.2

Aa 的频率为 40/200＝0.2

再计算基因 A 和基因 a 的频率：

基因 A 的频率为 $p=0.6+0.2/2=0.7$

基因 a 的频率为 $q=0.2+0.2/2=0.3$

然后比较群体中的 AA∶Aa∶aa 是否符合 $p^2 : 2pq : q^2$，如果该群体处于遗传平衡状态，则 AA，Aa 和 aa 的频率分别为 p^2，$2pq$ 和 q^2，即分别为 0.49，0.41 和 0.09，而此时该群体中的 AA，Aa 和 aa 的频率分别为 0.6，0.2 和 0.2，可见这是一个遗传不平衡的群体。这个不平衡群体如果随机婚配。在下一代中各基因型的频率会发生哪些变化呢？显然，对这一对等位基因来说，该群体的男子和女子可分别产生两种精子和卵子，由于群体中各个体的婚配是随机的，每个个体都为下代贡献了同样数目的配子，故群体中各个体的随机婚配可以归结为两性配子的随机结合，而且各种配子的频率就是基因频率，这样后代中各基因型的比例如下表所示：

表 4-6-1　随机婚配的后代中各种基因型的频率

精子 / 卵子	A(0.7)	a(0.3)
A(0.7)	AA(0.49)	Aa(0.21)
a(0.3)	Aa(0.21)	aa(0.09)

从表中的结果可以看出，子代中 AA，Aa 和 aa 这 3 种基因型的频率分别为 0.49，0.42 和 0.09，正好符合 p^2，$2pq$ 和 q^2，达到了遗传平衡。该代的基因频率与上代相同。即 A＝0.7，a＝0.3 在子代群体的各个体间随机婚配所产生的孙代中，各基因型频率和基因频率与子代相同，而且可以一代代保持不变。这表明，一个遗传不平衡的群体，只要进行随机婚配，只需经过一代就可达到遗传平衡并保持下去。

实际上，人类的大多数群体都处于遗传平衡状态。有了这个前提条件，便可根据哈迪一温伯格定律结合调查所获得的纯合隐性基因型(aa)的频率来推算出等位基因的频率。其基本原理是，因为 $aa=q^2$，所以 $a=p$，而 $p+q=1$，故 $A=p=1-q$。

例如，某地区人群中白化病的发病率为 1/10 000，求致病基因 a 的频率和携带者(Aa)的频率。

已知白化病的遗传方式为 AR，设致病基因为 a，则患者的基因型为 aa，根据遗传平衡定律：

基因型 aa 的频率＝$q^2=1/10\ 000$

a 基因的频率＝$q=\sqrt{1/10\ 000}=0.01$

A 基因的频率＝$p=1-q=1-0.01=0.99$

基因型 Aa 的频率＝$2pq=2\times0.99\times0.01=0.019\ 8\approx1/50$

从该例子可以看出，对于常染色体隐性遗传病来说，虽然发病率较低，但携带者的比例却不低，如在该例中，白化病的发病率仅为 1/10 000，但携带者(Aa)的频率可高达 1/50。

对于 X 连锁基因频率的计算，男女的情况有很大的不同。对于女性来说，X 连锁基因频率和基因型频率的分布及计算与常染色体上的基因相同；而对于男性来说，由于只有一条 X 染色体，为半合体，故男性的基因频率与表型频率和基因型频率是一致的，其表型频率或基因型频率就代表了基因频率(表 4-6-2)。

表 4-6-2　X 连锁遗传的基因型和基因型频率

性别	基因型	基因型频率
女性	X^AX^A	p^2
	X^AX^a	$2pq$
	X^aX^a	q^2
男性	X^AY	p
	X^aY	q

这样，在一个遗传平衡的群体中，如果知道了男性某种表型的频率，便可直接得到相应基因的频率，而女性纯合体的频率则是男性相应表型频率的平方值。例如红绿色盲（XR 病）在男性群体中的发病率为 7%，故红绿色盲致病基因 X^a 的频率即为 0.07，相应的正常基因 X^A 的频率为 0.93。由此可知女性红绿色盲患者（X^aX^a）在女性中的频率为 $(0.07)^2=0.0049$，与实际调查所得的结果（0.5%）很相近。杂合子即携带者（X^AX^a）的频率为 $2pq=2\times0.93\times0.07=0.13$。又如甲型血友病的男性发病率为 0.000 08，即 $q=0.00008$，则该群体中女性血友病 A 的发病率即女性甲型血友病患者的频率应为 $q^2=(0.00008)^2=0.0000000064$，即 0.64/亿。而女性携带者（$X^AX^a$）的频率可达 $2pq=2\times1\times0.00008=0.00016$，即 1.6/万。由此可见，由于致病基因的频率一般都很低，而它的平方数值更小，故对于 X 连锁隐性遗传病来说，女性的发病率比男性低得多，如女性中甲型血友病的患者就极为罕见。

二、影响遗传平衡的因素

群体的遗传平衡是相对的，在环境中各种因素的作用下，群体的平衡状态会发生改变，例如基因突变、自然选择、遗传漂变、大规模的移居、近亲婚配等因素都能影响群体中的基因频率和基因型频率从而影响遗传平衡。实际上，在这些因素的作用下，群体旧的平衡不断被打破，但不久又重新达到新的平衡。所以，群体总是处于一种动态平衡之中。

（一）基因突变

基因突变是机体内经常发生的事件。由于突变具有可重复性，故群体中某一突变基因可重复产生，并且以一定的频率出现，这种基因突变的频率就称为突变率（mutation rate），通常以每代中每 100 万个基因中出现的突变数来表示。

在不同的群体中，同一基因的突变率往往有所不同。在正常的环境中，人类基因的突变率一般较低。突变可改变群体中的基因频率，影响群体中的遗传平衡。假定在一个无限大的群体中，仅存在突变而无自然选择作用。现有一对等位基因 A 和 a，设基因 A 突变为基因 a 的突变率为 u，a 基因回复突变为基因 A 的突变率为 v，那么每一代中共有 $(1-q)u$ 的基因 A 突变为基因 a；每一代中共有 qv 的基因 a 突变为基因 A。若 $(1-q)u=qv$，则基因频率保持不变，处于平衡状态。在平衡时：

$$(1-q)u=qv \qquad u-qu=qv$$

$$u=qu+qv \qquad u=q(u+v)$$

$$q=\frac{u}{u-v}$$

此时基因频率完全由突变率 u 和 v 决定。这类情况主要指“中性突变”，即突变型既无益，也无害，不受自然选择的作用。如人类群体中由于中性突变所形成的一些正常的变异，如血型和 HLA 的不同类别、PTC 的尝味能力等可能存在这种情况。然而在自然界中，总是存在着自然选择的力量，而且大多数突变基因可产生有害的表型效应，会受到选择的作用，所以基因频率单纯由突变率决定而自然选择等其他因素完全不起作用的情况很少见，必须考虑选择的作用。

（二）自然选择

自然选择（natural selection）也是影响群体遗传平衡的重要因素之一。在一群体中，存在着不同基因型的个体，他们对环境的适应能力（即生活能力）和生育能力均不相同，一般将具有某种基因型的个体对环境的相对适应程度（与其他基因型个体比较）称为适合度（fitness），它表示某基因型个体在一定的环境条件下生存并将其基因传递给下一代的能力，其大小一般用相对生育率（fertility，f）来衡量。从进化角度来看，对环境适应能力强者主要表现为生育率高，留下的后代多。因此，适合度高的个体能留下较多后代，适合度低的个体留下的后代比较少，如此优胜劣汰的过程称为自然选择。选择对群体遗传平衡的影响是通过增加或减少个体的适合度来起作用的，即选择作用可增加或减少个体的适合度进而影响群体的遗传平衡。

一般将正常人的相对生育率（或适合度）定为 1，而某种遗传病患者由于早亡、不育或少育则生育率往往小于 1。例如，有人在丹麦进行了一项调查，发现 108 名软骨发育不全患者总共生育了 27 个子女，而这些患者的 457 个正常同胞却生育了 582 个子女，这样软骨发育不全患者的相对生育率（f）为：

$$f=\frac{27/108(\text{患者平均生育子女数})}{582/457(\text{正常同胞平均生育子女数})}=0.20$$

选择作用的大小可用选择系数（selection coefficient，s）或选择压力（selection pressure）来表示，选择系数的实质是在选择的作用下降低了的适合度，常用生育降低的程度来表示，即：$s=1-f$，可以反映出某基因型在群体中不利于生存的程度，例如软骨发育不全患者的生育率或适合度为 0.2，其选择系数 $s=1-0.2=0.8$。这表明，当正常人每留下一个子代个体时，患者只能留下 $1-s=0.2$ 个子代个体。实际上，选择作用对显性基因、隐性基因和性连锁基因所产生的效果是不尽相同的。选择作用可以改变群体中的基因频率。选择系数越高，基因频率的改变越快。

1. 选择对隐性基因的作用

我们知道，一对等位基因 A 和 a 可能出现 AA，Aa 和 aa 3 种基因型。设 a 为致病基因，A 为正常基因，如果 A 对 a 完全显性，则杂合子 Aa 与纯合子 AA 的表现型相同，在选择只对隐性基因起作用的情况下，隐性纯合体 aa 会受到选择的作用，而杂合体 Aa 不受选择的影响其适合度为 1。因此，在这种情况下，有害的隐性致病基因即使是致死基因也能以杂合状态在群体中维持多代。由于隐性基因大多以杂合状态存在于群体中。故在选择的作用下，隐性基因的频率降低十分缓慢。例如，当 $q=0.01$ 时，隐性纯合子 aa 的频率（q^2）等于 0.000 1，而杂合体 Aa 的频率（$2pq$）约为 0.02。两者之比 1∶200。即在 10 000 个个体中仅有 1 人显示隐性性状或发病，但却有 200 人带有这种隐性基因。显然 q 值越小，则群体中杂合子与隐性纯合子之间的比例越大（表 4-6-3）。

表 4-6-3　人类几种隐性遗传病的基因型频率

病名	群体	基因频率 (q)	隐性纯合子频率(q^2)	杂合子频率	杂合子和隐性纯合子之比
白化病	挪威	0.010	1/10000	1/50	198:1
苯酮尿症	美国	0.0063	1/25000	1/80	314:1
胱氨酸尿症	英国	0.005	1/40000	1/100	400:1
半乳糖血症	美国	0.0032	1/100000	1/159	630:1
尿黑酸尿症	英国	0.001	1/1000000	1/500	2000:1

一般讲，选择压力或选择系数越高，引起基因频率的变化越快，对群体的异常遗传结构和遗传平衡的影响也越大。但对于常染色体隐性遗传病，选择压力即使增大到使隐性致病基因a纯合的患者(aa)的适应度 $f=0$，$s=1$，群体中相关基因频率的变化也非常缓慢。如以 q^0 代表隐性致病基因的初始频率，当 $s=1$ 时，经选择而使该基因频率降低到 q^n 所需要的世代数(n)，从理论上可用下列公式计算：

$$n=1/q^n-1/q^0$$

假如有一个隐性致死基因，其频率 $q^0=0.02$，如果依靠选择的作用使频率减半达到 $q^n=0.01$，所需的代数为：

$n=1/q^n-1/q^0=1/0.01-1/0.02=100-50=50$

每代以 25 年计算，要 1 250 年之久。所以隐性基因频率的降低是很慢的。如果选择系数 $s<1$，隐性基因频率的降低就更为缓慢了。

当选择对隐性基因不利时，尽管隐性基因频率降低很慢，但最终将从群体中消失。然而实际上隐性基因频率在群体往往保持基本恒定。这可能是被淘汰的基因不断地由新突变而来的隐性基因补偿的结果，即基因 A 突变为 a，以补偿 aa 个体被选择而淘汰掉的隐性基因，使群体的这一基因频率保持动态平衡。已知隐性致病基因纯合子(aa)的频率即发病率为 q^2，如果选择系数为 s，则每一代中，基因频率的减少数量为 sq^2。在一个遗传平衡的群体中，被淘汰的这部分隐性基因是由突变率(u)来补偿的，故 $u=sq^2$，这样，根据发病率(q^2)、选择系数(s)或适合度(f)即可利用此公式求出隐性致病基因的突变率 u。

例如，苯酮尿症(PKU)是一种常染色体隐性遗传病，在我国人群中的发病率为 1/16 500 (q^2)，已知该病患者的适合度 $f=0.15$，$s=0.85$，将有关数据代入公式便可求得 PKU 基因的突变率：

$u=sq^2=0.85\times0.000\ 06=51\times10^{-6}$/代

显然，当隐性纯合子适合度等于 0 时，发病率等于突变率。如果适合度大于 0 时，突变率自然就要低于发病率了。

隐性基因在群体中保持一定比例的另一个原因可能是选择有时对杂合子更有利，即杂合子 Aa 比纯合子 AA 有更高的适合度，从而通过 Aa 而留下一定的隐性基因。例如镰形细胞性贫血症患者的基因型为 Hb^aHb^a，正常人为 Hb^AHb^A，杂合子为 Hb^AHb^a。由于杂合子个体对疟疾的抵抗力大于正常纯合子，因此在疟疾流行地区杂合子比正常人有更高的适合度，即他们留下后代的机会较正常人高，因而对该群体中 Hba 基因的平衡也起了一定的作用，然而在非疟疾流行地区，这种杂合子的优势也就不存在了。

2. 选择对显性基因的作用

选择对有害显性基因的作用是明显的，因为当选择作用对显性基因不利时，凡带有显性基因的个体（AA 和 Aa）都要受到选择的作用而被淘汰。最后基因 A 将可能在群体中消失。但实际上基因 A 在人群中总是保持一定频率，这意味着基因 a 可能以一定频率突变成基因 A，即每代淘汰的基因由新产生的突变基因来平衡。如果基因 a 突变为基因 A 的频率为 v，选择系数为 s，p 为基因 A 的频率，则 $v=sp$。

由于显性遗传病的患者多为杂合子，所以其发病率（H）等于 $2pq$，因 p 值很小，$q\approx1$，则 $H=2p$，即 $p=1/2H$，因此，

$$v=sp=s\times1/2H$$

这里，$s\times1/2H$ 即为每代中在选择作用不被淘汰了的显性致病基因 A 的数量。

用这个公式可求出显性基因的突变率。例如，有人调查了软骨发育不全侏儒症这一常显病在丹麦哥本哈根市儿童中的发病情况，结果表明，在医院出生的 94 075 个孩子中，有 10 个该病患者，其发病率为 10/94 075＝0.000 106 3，已知本病的选择系数 s 为 0.80。因此该病致病基因的突变率 $p=0.80\times1/2\times0.000\ 106\ 3=42.5\times10^{-6}$/代。

3. 选择对 X 连锁基因的作用

选择如果对 X 连锁隐性基因起作用，则 X 染色体上带有该基因的男性和隐性基因纯合子女性都将从群体中淘汰，但女性纯合子病例十分罕见，在群体中可略去不计。女性杂合子是携带者，不表现疾病，不受选择作用，故 X 染色体上的致病基因将通过杂合子在群体中保留。

如果致病基因频率为 q，选择系数为 s，由于致病基因只有在男性才受选择，而男子的 X 染色体占群体染色体的 1/3，因此每代中将有 $1/3sq$ 的基因被淘汰。在一个遗传平衡的群体中，这将由突变率 u 来补偿，因此，

$$u=1/3sq$$

用这个公式即可求出 X 连锁隐性基因的突变率。例如甲型血友病的男性发病率为 0.000 08，也是该病致病基因频率。如果甲型血友病患者的相对生育率为 0.25，那么，$s=0.75$ 代入公式得：

$$u=1/3sq=1/3\times0.75\times0.000\ 08=20\times10^{-6}$$

人们利用上述方法计算出，人类多种致病基因的突变率（表 4-6-4）。

表 4-6-4　人类某些致病基因的突变率（$\times10^{-6}$）

基　因	突变率
软骨发育不全	43
结节性硬化症	4～8
多发性结肠息肉	13
视网膜母细胞瘤	6～18
慢性进行性舞蹈病	5
甲髌综合症	2
面肩肱型营养不良	0.5
白化病	20～70

苯酮尿症	40
先天性鱼鳞癣	11
血友病	20～30
假性大型肌营养不良	43～45

（三）遗传漂变

在小的隔离群体中，不同基因型的个体所生的子女数如果出现波动，可对群体的基因频率产生很大影响，其结果会使某些等位基因从群体中消失，而使另一些等位基因在群体中固定，从而改变群体的遗传结构。这种由于群体较小和偶然事件造成基因频率的随机波动现象称为遗传漂变(gene drift)。假设有 16 个环境相同的小岛，每个岛上都住有基因型为 Aa 的男女各一个，他们在婚后所生子女中，各种基因型及其比例为 1AA∶2Aa∶1aa。如果每对夫妇只生育一对男女，其后代将出现下表所示的婚配组合。

表 4-6-5　假想小岛上后代的婚配组合

女 男	Aa	aa	
AA	AA×AA	AA×Aa	AA×aa
Aa	Aa×AA	Aa×Aa	Aa×aa
Aa	Aa×AA	Aa×Aa	Aa×aa
Aa	aa×AA	aa×Aa	aa×aa

各小岛上的后代中各婚配型的频率和婚配双亲的基因频率如下表所示。

表 4-6-6　各小岛中后代的婚配型频率和婚配双亲的基因频率

婚配组合	组合数	概　率	婚配双亲的基因频率	
			A	B
AA×AA	1	1/4×1/4=1/16	1	0
AA×Aa	2	2×1/4×1/2=1/4	0.75	0.25
AA×aa	2	2×1/4×1/4=1/8	0.50	0.50
Aa×Aa	1	1/2×1/2=1/4	0.50	0.50
Aa×aa	2	2×1/2×1/4=1/4	0.25	0.75
aa×Aa	1	1/4×1/4=1/16	0	1

从上面的计算可知，在 16 个小岛中有一个小岛上仅留下基因型均为 AA 的男女。这样，全部的基因都是 A(p=1)，显然在该岛上，基因 a 消失了。而基因 A 则固定下来。在另一个小岛上，留下的男女的基因型均为 aa，即全部基因均为 a(q=1)，表明基因 a 固定、基因 A 消失了。其余的 14 个小岛上基因 A 和基因 a 以不同的频率存在。

所谓的小群体是由于社会或地理因素，一小群人与总人群隔离所形成的。在小的隔离群体中，可以看到建立者效应(founder effect)。即少数个体离开大群体后，形成一个相对隔离的状态，由于这些人只能彼此婚配，他们的基因型对将形成的新群体的基因频率产生较大影响。如果在总人群中有两个等位基因 A 和 a，基因 A 频率很高，基因 a 频率很低，因而在隔离人群中就可能因机遇而造成极大多数人有基因 A，仅极少数人有基因 a。如果少数有基因 a 的人没有后代，或者虽有后代但因机遇而未将基因 a 传给后代(如果亲代为杂合子，子代得到 A 或 a 的机会各为 1/2)，基因 a 在子一代中将从隔离人群中完全消失，从而造成小群体基因频率的随机波动。遗传漂变的速度取决于群体的大小。群体越小，漂变速度越快，甚至一代后即出现基因的固定或丢失；群体越大，则漂变过程越缓慢，甚至达到哈迪一温伯格平衡。

基因的随机遗传漂变可用于说明为什么有些异常基因在某些隔离群体中有较高的频率。例如，在太平洋上的东卡罗林群岛中的一个小岛上居民中大约有 5%的个体为先天性全色盲。造成这种局面的原因是 18 世纪末该岛曾遭到一巨大的台风袭击，使岛上的大部分居民死亡，幸存者仅 30 人，他们是新群体的建立者。在当时这 30 人中可能只有 1 人为全色盲致病基因(b)的携带者(Bb)，在最初的这个群体中，该致病基因的频率为 1/60(0.016)，而现今生活在该岛的 1 600 余人的群体中，致病基因的频率已上升到 $\sqrt{0.05}=0.22$(因为目前的患者即 bb 个体占 5%)，这种建立者效应是随机遗传漂变的结果。

(四)移居

移居(imigration)也是影响群体基因频率的一个因素。如果移居群体和接受群体某等位基因频率不同，则接受群体的基因频率将发生改变。改变的大小取决于：①两个群体间该等位基因频率的差异。差异越大，基因频率改变越大。②每代移入基因的比例。小群体移入大群体造成的影响小。两个群体由于移居导致基因频率差别缩小，或由于移居导致移入的新基因在接受群体中扩散，称为基因流动或基因流(gene flow)。由于基因流动，可使两个群体遗传性差异逐渐趋于消失。

(五)近亲婚配

所谓近亲关系，是指群体中的两个人几代之内(3～4 代)有着共同的祖先，也就是说在曾(或外曾)祖父母以下有共同祖先的两个人称为近亲。有这种亲缘关系的人彼此结婚并生育子女则称为近亲结婚(consanguineous marriage)，一个理想的群体，个体之间的婚配应该是随机的，即任何男女之间婚配的机会是均等的。但实际生活中，由于人类活动范围受到限制，婚配往往受到地域、民族、习俗和宗教等因素影响，因而婚配常常不是随机的。有亲缘关系的人彼此结合的机会增多。由于有亲缘关系的个体具有相同基因的几率比两个不相关的人多，所以，这种婚姻往往使隐性致病基因纯合子的频率增加，对于发病率低的隐性遗传病更是如此。显然，非随机的婚配会影响群体中的基因平衡。例如英国王室曾禁止与非王室成员通婚。许多罕见的遗传病首先在那里发现，并世代相传。

(唐吟宇)

复习思考题

一、名词解释

遗传病　染色体病　单基因遗传病　缺失　X 连锁隐性遗传

外显率　线粒体病　多基因遗传病　易位　高度重复序列

表现率	延迟显性	不完全显性	倒位	遗传平衡定律
嵌合体	交叉遗传	不规则显性	重复	基因突变
基因组	非整倍体	自由组合律	核型	半保留复制
外显子	母系遗传	Y连锁遗传	基因平衡	结构基因
分离律	单一序列	染色体畸变	基因频率	内含子

二、问答题

1. 什么是遗传病,可分为哪几类?

2. 丈夫为A型血,妻子为AB型血,生了一个B型血的孩子,问再生孩子可能出现的血型,不可能出现的血型?

3. 先天愚型的核型有哪些? 主要临床表现是什么?

4. 先天性睾丸发育不完全综合征的核型有哪些? 主要临床表现是什么?

5. 先天性卵巢发育不完全综合征的核型有哪些? 主要临床表现是什么?

6. 一对表型正常的夫妇,男性的父亲、女性的祖母都是白化病患者,他们的子女患白化病的风险率是多少?

7. 一个女性父亲正常,但姨表兄弟死于血友病,她与一个正常男子结婚,所生的儿子发病风险率是多少?

8. 某县城共330 011人,其中本地出生的先天性盲人有44人(3/4为AR遗传)。请计算该县城至少有多少人带有致盲基因?

9. 红绿色盲在群体中的发病率为3.75%,全国12亿人中女性患者有多少(性比为1∶1)?

10. 一对正常夫妇,生了一个色盲儿子和一个先天性聋哑的女儿,他们以后出生的孩子有哪些患病可能性?

11. 一对正常夫妇生了一个白化病(AR)兼多指(AD的儿子),现已查明患儿的祖母,伯父是多指,问这对夫妇再次生育是正常的可能性有多大?

12. 一个女性的父亲患蚕豆病,她与一个正常男性婚配后生了一个血友病的儿子和一个正常的女儿,女儿与一正常男性婚配后,现已怀孕,请分析后代可能出现的情况?

13. 已知有两对基因与人听觉有关(D与d,E与e),当两个显性基因同时存在时,有正常听力。只要有一对基因是隐性纯合(ddEe或Ddee)即形成先天性聋哑。有一对夫妇都患先天性聋哑,所生一子一女均不聋哑;另一对夫妇,男的是聋哑,女方正常,生一子正常,生一女先天性聋哑,如何解释?

14. 红绿色盲和血友病,基因位于X染色体上,互相连锁,有10%重组率。现有一家,父亲是红绿色盲,母亲正常,婚后生了三个孩子,其中一儿一女是色盲,另一儿子是血友病患者,试问以后所生子女发病可能性如何?

15. 一个男性的舅父患先天性肌弛缓(AR),他和他的姨表妹结婚,子女发病风险率是多少? 如果和他舅父的女儿结婚,子代发病风险率又是多少?

16. 在一个大的群体中哮喘发病率为4%,患者一级亲属发病率为20%。试计算患者同卵双生兄弟、儿子、妻子、侄儿、表兄弟的患病率概率?

17. 精神分裂症群体发病率为0.2%,遗传度为80%,一对夫妇都很健康,生了一子一女,儿子患精神分裂症,女儿正常。他们担心孙子、孙女是否会患精神分裂症。试问这种风险有多大? 外孙子外孙女的风险率又是多少?

18. 唇裂在群体中的发病率为0.17%，遗传度为79%。请问常态分布曲线绘图，表示患者的同卵双生子、兄弟、侄儿和表兄弟的发病率？

19. 一对正常夫妇，生了一个XXY的儿子，他是色盲，试绘图说明原因（假设第一次减数分裂出了问题）。另一对夫妇，男的正常，女性是色盲，生了一个无色盲的儿子。预测此儿子今后会有什么异常体征出现？

20. 某表型正常男子的核型为46,XY,t(5;21)(p12;q11)，他与正常女性结婚后后代可能出现什么患者，其妻子还可能在生育上出现什么情况？

第五章　生命的个体发育

个体发育是生物个体从受精卵开始，经过一系列复杂而有序的变化形成与亲代相似的个体，再经过幼年、成年、老年，最后以死亡结束的全过程。个体发育一般分为胚胎发育和胚后发育两个阶段：受精卵在卵膜内或在母体内的分裂、分化、发育形成幼小个体的过程叫胚胎发育(embryonic development)；幼体从卵膜孵化出来或从母体分娩出以后，经幼年、成年、老年直至衰老死亡的过程叫胚后发育(post embryonic development)。

第一节　胚胎发育

胚胎发育一般包括卵裂、囊胚期、原肠胚期、神经胚期和器官发生5个时期。

一、卵裂

受精卵经过多次分裂形成多数卵裂球的过程叫做卵裂。卵裂产生的子细胞叫卵裂球。卵裂基本上是一种细胞有丝分裂，但与普通的细胞分裂不同，主要特点是卵裂球本身不生长，迅速进行再一次的分裂，分裂次数愈多，卵裂球的体积愈小。随着卵裂的进行，卵裂球的分化差异越来越明显。

卵裂的类型与卵黄含量的多少和分布有密切关系。例如蛙卵含有丰富的卵黄，是不均卵黄，有较多的卵黄集中在下部叫植物极，供胚胎发育的营养物质；上部叫动物极，含色素颗粒及丰富的核蛋白体，核也位于这部分细胞质中。受精卵的核进行有丝分裂，经过受精卵的动物极出现一条纵沟，随即将受精卵分裂成两个细胞，子细胞再分裂纵裂的卵沟仍经过动物极，但是与第一次卵裂面垂直，结果形成4个细胞。第三次卵裂为纬裂，这4个细胞同时在一个水平面进行分裂，分裂面较近于动物极，因此，动物极的卵裂球比植物极的卵裂球小。当受精卵分裂成32～64个细胞时，这些细胞密集地堆在一起形似桑葚，称为桑葚胚(图5-1-1)。

二、囊胚期

细胞继续分裂，并且越来越不平衡，动物极细胞分裂快，数目多，体积小，植物极因含大量卵黄减慢了细胞的分裂和运动速度，这时，动物极细胞开始向表面迁移，于是在桑葚胚内形成一个充满液体的圆形空腔称为囊胚腔（blastocoel）。在人类此腔又称为胚泡腔。这时的胚胎叫囊胚。囊胚的形成标志着卵裂期的结束。在哺乳类，囊胚壁由单层细胞构成，称为滋养层（trophboblast），能分泌蛋白酶，能将母体子宫内膜溶解，胚胎植入母体子宫壁获取营养。在滋养层的一侧有一团细胞紧贴其内面，称为内细胞群。内细胞群将形成胚体和一部分胎膜（图5-1-2）。

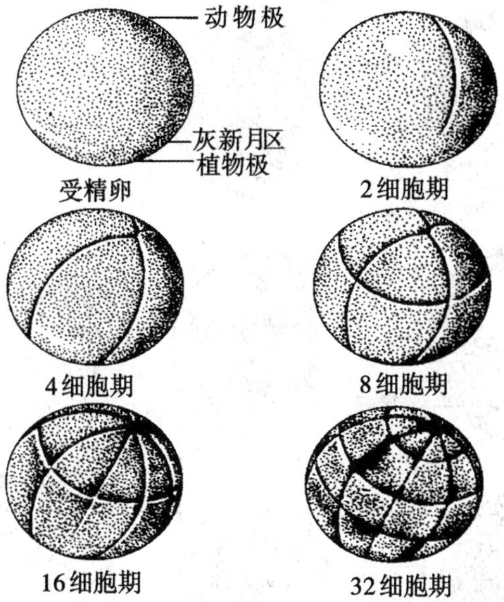

图5-1-1　蛙的受精卵早期卵裂过程

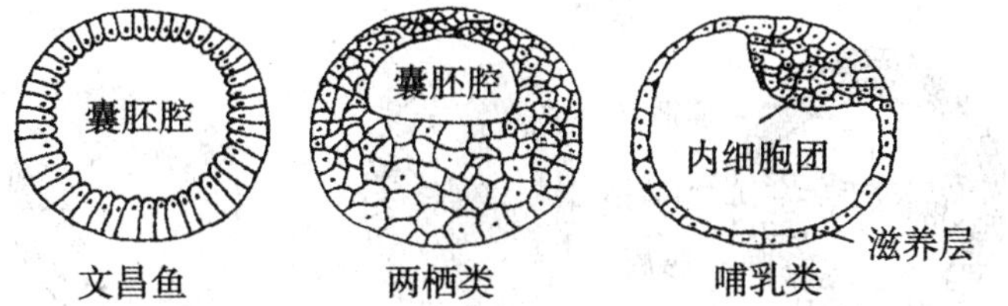

图5-1-2　几种囊胚的比较

三、原肠胚期

囊胚形成后，细胞继续分裂，动物极细胞向植物极方向移动，并逐渐包围植物极细胞表面，植物极细胞逐渐向囊胚内部凹陷，囊胚腔逐渐消失，形成一个双层结构的胚体，陷入的细胞所包围的腔称为原肠腔，原肠腔借胚孔与外界相通。这时期的胚胎称为原肠胚（gastrula）。胚孔、原肠腔的形成以及胚层的出现是原肠胚期的主要特征。

蛙是常见的两栖类动物，原肠胚的出现最初是在原受精卵的灰色新月区上部，植物极细胞在此内陷形成一个新月形的沟叫新月沟，动物极细胞分裂较快并向植物极迁移外包在植物极表面。随着细胞的外包和内陷，最后在腹面形成一个圆形的胚孔，胚孔的背缘叫背唇，两侧缘叫侧唇，腹缘叫腹唇。胚孔的中央露出的植物极细胞叫做卵黄栓。细胞经胚孔卷入胚胎内部，原肠开始形成。首先是背唇向内卷入，然后侧唇也跟着向内卷入，卷入的细胞形成原肠的背壁，其中央部分将来形成脊索，两侧部分将来形成中胚层(mesoderm)，植物极细胞内陷形成了原肠的背壁一部分，侧壁和腹壁将来形成内胚层(endoderm)，包在原肠胚表面的动物极细胞形成外胚层(ectoderm)。原肠胚形成结束时，卵黄栓全部包进胚胎内部，胚孔缩成一条狭缝，以后胚孔处将形成肛门。此时，经过细胞的外包、卷入、内陷等复杂的活动，形成了具有胚孔、原肠、内外两层的原肠胚(图 5-1-3)。

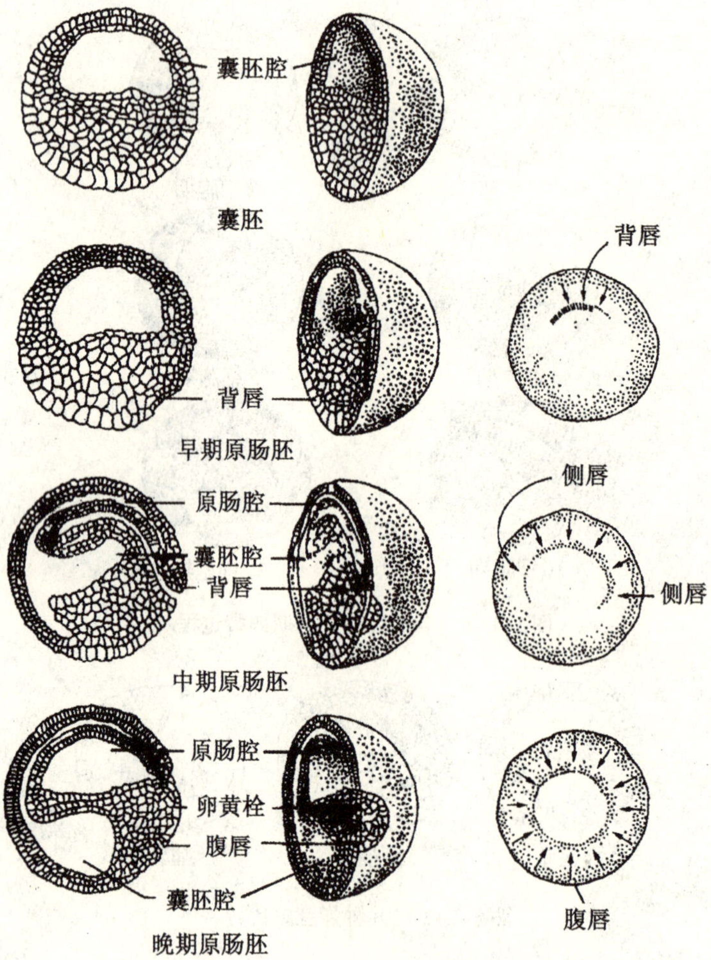

图 5-1-3　蛙的原肠胚形成

在哺乳动物中，胚胎发育的营养主要靠母体供给，胚泡植入母体子宫壁，很多动物如有蹄类、食虫类等的胚泡壁滋养层细胞消失，由内细胞团发育成为原肠胚。高等哺乳类动物如灵长类这一类组织并不消失，滋养层细胞构成绒毛膜参与胎盘的形成。内细胞团分化成由内、中、外 3 胚层的胚盘。内、外胚层周缘的细胞形成卵黄囊及羊膜腔。中胚层在内外胚层之后出现，3 胚层形成后即开始分化，进入神经胚期。

四、神经胚期

原肠胚继续发育，胚体开始伸长，在胚体背部形成中轴器官即脊索和神经管，这时期的胚胎称为神经胚(neurla)。神经管的形成是由胚体背部的外胚层细胞，在脊索的诱导下细胞迅速分裂，形成厚而平的细胞层叫神经板(neural plate)。神经板的两侧向上隆起成神经褶(neural fold)，中间的凹陷部分叫神经沟。神经褶向胚体背方卷曲并相互靠拢，愈合成神经管(neural tube)，并与外胚层脱离陷入胚体内。神经管前端膨大为脑，后面形成脊髓(图 5-1-4)。

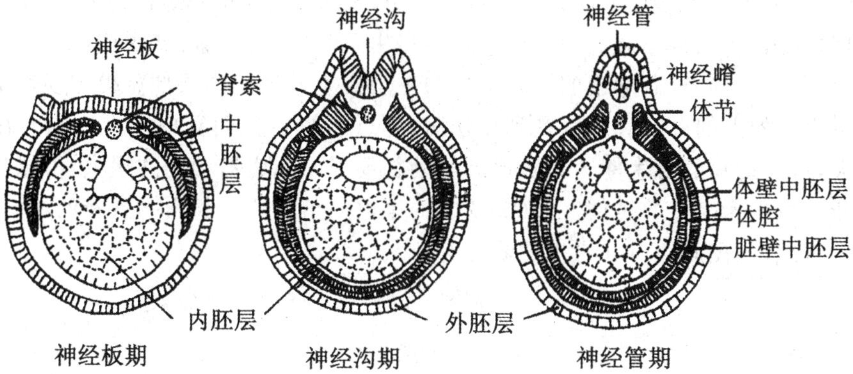

图 5-1-4　蛙神经胚形成的 3 个阶段

五、器官发生

从 3 个胚层细胞发育形成胚体各器官系统的一系列过程叫器官发生(organogenesis)。经过器官发生期以后就发育成一个完整的机体，胚胎发育结束。脊椎动物 3 个胚层分化发育形成的组织和器官如表 5-1-1。

表 5-1-1　脊椎动物三胚层形成的组织和器官

外　胚　层	中　胚　层	内　胚　层
皮肤的表皮、毛发、爪甲、神经系统及感受器、口腔、鼻腔、肛门上皮、肾上腺髓质、脑上腺、脑垂体(前叶、后叶)	肌肉、皮肤的真皮、结缔组织、硬骨和软骨、血液和血管、肾、输尿管、肠系膜、淋巴系统、睾丸、卵巢、输卵管和子宫	消化管上皮、消化腺(肝、胰)上皮、气管、支气管和肺上皮、尿道和膀胱的上皮、甲状腺、副甲状腺和胸腺上皮。

第二节　胚后发育

胚后发育是指幼体从卵膜孵出或从母体分娩以后，继续生长、发育，经过幼年、成年、衰老直到死亡的过程。在胚后发育过程中，仍有部分细胞继续分化，如牙的发生和生殖细胞的分化成熟等。

一、生长和再生

生长是生物体或细胞从小到大的过程，由幼体生长到成体，其体积增大，是由于细胞不断分裂，而使细胞数目增多的缘故。例如新生儿细胞数量约为2万亿个，到成年可增加到大约60万亿个。生长通常伴随着发育过程的细胞分化和形态建成。哺乳类在达到一定体积后完全停止生长，人类在晚年甚至出现负生长，有些生物终生持续生长，如树木、鱼类、爬行类等。

再生(regeneration)是生物体的某部分在损伤、丧失后，重新生成的过程。再生分为生理再生和病理再生。在正常生命活动中进行着的再生，如羽毛脱换、皮肤表皮、毛发、消化道粘膜上皮终生不断脱落、补充，血细胞的更新等称为生理再生。生物体某部分组织损伤引起的再生称为病理再生。如人的肝脏和胰脏受到损伤后，邻近组织再生而复原。再生能力在不同动物中差异很大，低等动物的再生能力一般比高等动物要强。如扁形动物的蜗虫，可以从它们身体的一个小断片再生为完整的机体。蜥蜴、壁虎的尾巴断落后能再长出一条新的尾。鸟类、哺乳类仅能再生组织，如皮肤伤口和骨折的修复等。

二、衰老

衰老(aging)是指生物体生长发育到性成熟后，随着年龄的增长机体形态结构和生理功能出现的一系列慢性、进行性、退化性的变化。正常衰老是生物体的自然属性，各类动物衰老的过程差异较大，因而动物的寿命也有所不同。

(一)衰老的特征

人类个体随着年龄的增长，在形态结构和生理功能方面逐渐出现衰老特征，如皮肤松弛、头发变白、牙齿脱落、血管硬化、感觉迟钝、记忆力减退、骨质变脆、性腺及肌肉萎缩、代谢功能下降等变化，易发生各种老年疾病。衰老可以表现在组织、器官、细胞及分子等不同层次，是生命的后期阶段所进行的全身性复杂而循序渐进的退化过程。衰老的形态和功能特征有显著的种族和个体差异。

细胞的衰老过程是细胞生理与生化发生复杂变化的过程，因此必然反应在细胞形态结构与功能上的改变。在多细胞动物体内活力丧失，功能明显衰老的器官，如心、脑、肾等，由于细胞不再分裂，耗损的细胞得不到补充，或执行功能的特化细胞被其他结缔组织或脂肪组织所代替。其他如细胞内水分减少，导致细胞硬度增加、代谢速度减慢而老化。细胞色素颗粒增多与积累，脂褐素也叫老年色素。老年脂褐素在脑浆中混积随老年化过程而逐渐增加，引起细胞质结构和比例的异常，降低细胞执行功能的能力，尤其在肌细胞、肝细胞、神经细胞中的积聚更加明显。

(二)衰老的机制

多年来，科学家们分析衰老发生的原因及导致衰老变化的机制，提出许多有关衰老起因的观点和学说，而这些理论各具自己的理论证据，目前大家比较认可的学说：(1)遗传决定说：认为衰老是一种遗传上的程序化过程，在一定程度上是由特定基因控制。一切控制生理功能的基因，在生长发育的不同时期有序的启动和关闭。(2)自由基学说：认为在生物氧化细胞获得能量的过程中同时会产生一些高活性的化合物，它们能导致细胞结构和功能的改变。自由基是指那些在原子核外层轨道上具有不成对电子的分子或原子基团，它们都带有未配对的自由电子。具有自由基的是一类高度活化的分子，当这种分子与其他物质反应时力图得到电子，而对细胞及组织产生十分有害的生物效应。机体中也存在清除这些自由基的机制，但随着年龄的增长自由基的数量随之增多，而细胞清除能力则随着年龄的增加而下降。这些自由基积聚，对细胞质膜、内膜系统的损害使生物膜脆性增加，通透性改变，运输功能紊乱以至丧失，使细胞衰老。另外，还能使DNA断裂、交联等，从而对DNA造成损伤。(3)神经免疫调节学说：下丘脑是人体的“衰老生物钟”，下丘脑的衰老是导致神经内分泌器官衰老的中心环节。由于下丘脑——垂体内分泌腺轴系的功能衰退，使机体表现出一系列内分泌功能的下降，其中也包括生殖和性功能的衰退。随着下丘脑的衰老，免疫功能也下降，尤其是胸腺随着年龄增长而体积缩小，重量减轻，青春期后胸腺开始萎缩，40岁时胸腺实体组织逐渐由脂肪组织代替，到老年时完全由脂肪组织取代，其功能基本丧失。

其他关于衰老的学说还有很多，如体细胞突变学说、差错灾难学说、交联学说、代谢学说、线粒体DNA突变学说、端粒学说等。衰老原因及其机制是非常复杂的，遗传与环境因素都影响着衰老的进程。

三、死亡与寿命

机体的死亡即个体生命的终结。在医学上判定机体死亡的标志是心跳呼吸停止、心电图平波、瞳孔反射消失等。但机体的死亡并非所有细胞同时停止生命活动，如人的心脏停止跳动，气管上皮细胞还在进行纤毛摆动，皮肤表皮细胞可继续存活120小时以上。只有当脑细胞死亡后，脑功能完全丧失，才称为死亡个体。

不同生物其寿命各不相同，寿命的长短是物种的特征之一，每种生物其寿命也都有一定范围。许多生物学家认为，人类的自然寿命应不低于120～150岁，但绝大多数人都未达到这个寿限而早衰或因患病死亡。人类是生物进化的产物，又生活在现实社会中，必然受到生物本身和社会环境条件的影响。早在100多年前，人类的平均寿命为30岁，到本世纪末，各国人口的寿命迅速增加。发达国家人均寿命基本稳定在70～75岁，我国人均寿命在50年代为33岁，目前已增长到70岁。说明人均寿命的增长，与人口生活水平的提高、社会经济条件的改善和医疗卫生事业的发展以及人口死亡率降低有直接关系。人的寿命还与个体的生活环境、生活习惯、性格情绪及遗传等因素有关。

第三节　发育的机制

从一个受精卵发育成一个新个体，是一个复杂而有序的变化过程。包括细胞的增殖、分化等多种活动方式，形成了机体的各个组织、器官和系统。面对动物各种复杂器官系统的发生和不同动物间表现出的纷繁差异，发育生物学家对这些结构发生的机制以及它们之间差异发生的原因，特别是发育过程中基因的作用和表达调控方面进行了全面深入地探察和研究。

一、细胞分化和决定

细胞分化(cell differentiation)是指由受精卵产生的同源细胞逐渐发育为具有特殊形态结构和生理功能的细胞的过程。细胞分裂和分化是受精卵发育成个体的关键。通过细胞分裂使细胞数量增加,经过分化产生不同类型的细胞。由各型细胞组成了机体的组织、器官和系统。细胞进入定向发育的决定时刻所发生的生物化学或分子水平的变化,称为决定(determination)。细胞的决定发生在它的形态结构变化之前,结构功能的发育成熟则是细胞决定之后进一步发展的结果。

(一)细胞分化潜能

受精卵通过不同的增殖分化途径,衍出生整个有机体的各种组织和器官。因此,在分化潜能上受精卵属全能细胞,哺乳类在桑葚胚之前,细胞均是全能性的。从原肠胚细胞重排形成3胚层后,随着空间关系和微环境的差异,3个胚层衍生的未来组织器官的轮廓开始决定下来,分化潜能出现了一定局限性,各胚层倾向于发育为本胚层的组织器官,但仍具有发育成多种表型的潜能,这种细胞称为多能细胞。经过器官发生,最终决定各种组织的发育命运,在形态上特化、功能上专一化。胚胎发育过程是胚胎细胞逐渐由全能局限为多能,最后趋向于稳定的单性细胞型方向分化。

在成体细胞中,发育成高度分化的细胞,已丧失继续分化和分裂的能力,最终衰老死亡。但是成体的许多组织中都保留有部分分化程度低的细胞称干细胞。干细胞可无限的分裂,产生一种或几种类型的细胞。当机体需要时,这些细胞便进行分裂,经过进一步分化产生新的子细胞。这些子细胞趋向有两种:一种仍为干细胞,保持亲代的特性;另一种分化为特化细胞,直至衰老死亡。

成体组织中,干细胞极少,绝大部分是已分化的特化细胞。但在特殊条件下成体细胞核仍表现出全能性。我国生物学家童第周在1978年,将黑斑蛙的红细胞核移入去核的黑斑蛙卵中,卵子发育为正常的蝌蚪。1997年英国科学家利用体细胞克隆技术培养出世界上第一只克隆羊。说明体细胞核的全能性。

(二)细胞分化的遗传信息及表达

分子生物学研究表明细胞的分化是通过严格、精密调控遗传信息的表达来实现的,而基因组是这一信息的最重要载体。基因组中的基因可以分为3类:一类是维持细胞生存所必需的,在各类分化细胞中普遍处于活动状态的基因,称为管家基因,如核糖体蛋白基因、糖酵解酶基因等。另一类是调节基因,它的产物(RNA或者蛋白质)具有调节其他基因表达的功能。第三类是直接对应于专一分化的细胞结构功能表达的基因,称为组织专一性基因,如血红蛋白基因、肌动蛋白基因等。

基因统治着细胞,它是细胞分化的基础。胚胎发育过程中产生不同结构和功能的多种细胞,是由于相同基因信息库中不同基因的活动和表达的结果。不同基因的活动转录出不同的mRNA,进而合成不同的蛋白质,最终分化为结构和功能相异的细胞。在细胞的分化过程中,基因的差别表达可以在各层次水平上受到调控,它包括染色体活化、DNA序列重组、基因的转录、mRNA的加工、翻译以及肽链的修饰、加工等环节。

在细胞质中也同样含有这样的信息，子代的某些性状总是由母亲来决定，表明这一性状的出现是决定于卵细胞细胞质成分的差异。在卵细胞的细胞质中存在有决定细胞分化和子代表型的决定因子。

从细胞核的移植实验可以看出，体细胞核移入去核卵细胞质中才能发育成为成体，这说明去核卵细胞质中有使分化的细胞核重新启动同受精卵一样开始发育的物质。细胞核受卵细胞质的影响而进行正常的胚胎发育。细胞质通过细胞核中的基因表达而发挥作用。

二、胚胎发育中细胞之间的相互作用

原肠胚形成以后，3个胚层的发育前途虽已基本确定，但各胚层进一步发育还有赖于相邻细胞之间的相互作用，这种作用可视为细胞外的因素，包括诱导、抑制、识别等。

（一）诱导

在胚胎发育过程中，一部分细胞对邻近细胞产生影响，并决定其分化方向的作用称为诱导(induction)。近端诱导是动物发育中广泛存在的一种细胞分化模式。在近端诱导中，诱导细胞产生和分泌旁泌素，并通过分子扩散的方式将信息传达给邻近的细胞并引发其分化。诱导作用具有严格的组织特异性和发育时空限制，是一个连续的过程。胚胎诱导可发生在不同胚层之间，也可以发生在同一胚层不同区域之间。在原肠胚期3个胚层中，中胚层首先独立分化，这一启动对邻近胚层有很强的诱导分化作用，它促进内胚层、外胚层各自朝相应的组织独立分化。例如将蝾螈胚体(供体)取一小片尚未迁移到内部的背唇细胞团移植到正处于原肠胚期(受体)的腹部，结果这块来自背唇的移植物发育成为第二条脊索。受其诱导，在移植物上方的受体细胞出现第二个神经板并进一步发育为正常的神经管。神经管的前端膨大形成原脑，原脑两侧突出的视杯诱导其上部的外胚层形成晶状体，晶状体诱导其表面的外胚层形成角膜。经过进行性诱导，最后发育成一个双头的畸胎(图5-3-1)。

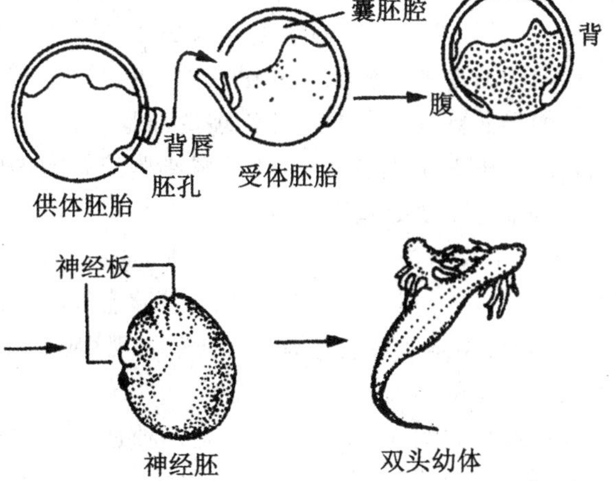

图 5-3-1　移植蝾螈早期原肠胚

(二)抑制

在胚胎发育中,已分化的细胞抑制邻近细胞进行相同分化而产生的负反馈调节作用称为抑制(inhibition)。例如,把正在发育的蛙胚放在含有成体蛙心组织碎片的培养液中,胚胎不能产生正常的心脏。同样地在一小块成体脑的培养液中,胚胎不能产生正常的脑。这说明,已分化的细胞可产生某种物质,抑制邻近细胞以同样的方式进行分化。分化组织产生的这种物质称为抑素。可抑制同种组织的细胞分裂,这就避免了成熟器官不再无限度的增生。

(三)细胞识别与细胞粘着

细胞之间的相互辨认能力即为细胞识别(recognition)。细胞经过识别而选择性地与其他细胞相亲和的现象称为细胞粘着(cell adhesion)。细胞间的相互识别和粘着在胚胎形态发生中起着重要作用。例如将蝾螈的原肠胚细胞分离后再混合培养,结果各胚层的细胞相互识别和粘着,自行"归队"形成组织专一性聚合,并且按照正常胚胎中的情况排列。细胞识别和粘着,主要靠细胞表面或质膜中的糖蛋白、糖脂等。一旦细胞识别并粘着,其质膜各部分就紧密结合成细胞间传递离子、电荷及分子的通道。细胞粘着性的差别可能是造成细胞相互识别的原因。癌细胞缺少这种表面的粘着性,细胞之间不能相互识别,因此,它们不停地迁移和分裂增生,失去了正常细胞的调节和控制。

(四)细胞的增殖和凋亡

在胚胎发育过程中,细胞在多种因素的调控下增殖旺盛,如生长激素、性激素、神经生长因子、表皮生长因子、血管生长因子、成纤维细胞生长因子、血细胞集落刺激因子、癌基因、抑癌基因等分别调控相应细胞的分裂增殖,分化产生各种组织、器官和系统。

胚胎发育中同时存在程序性细胞死亡现象,是指在正常生理条件下由基因控制的自主有序的死亡过程。又称为细胞凋亡(apoptosis),它严格地编程在个体发育过程之中,并且在多细胞生物的组织和形体构建中发挥着重要作用。如脊椎动物的手指和脚趾的分离,两栖类尾和鳃的退化,淋巴细胞的成熟,胸腺、神经系统的发育等都是通过程序性细胞死亡来完成的。是为更好地适应生存环境而主动采取的一种死亡过程。

细胞凋亡是多细胞生物受着高度调节的一种生理性细胞死亡,是广泛存在的一种由细胞特定基因编码的,以细胞 DNA 早期降解为特征、无明显细胞溶解的细胞自杀过程。其形态特征是细胞膜发生皱缩、凹陷,染色质变得致密,最后断裂成为碎片,进一步发展,细胞膜将细胞质内容物分割包围,形成了多个膜结构尚完整的泡状小体,称为"凋亡小体"。凋亡小体的形成很快被邻近的细胞识别所吞噬,进行吞噬的一般是单核巨噬细胞,有时也可包括上皮细胞、血管内皮细胞等,一旦被吞入凋亡小体即被快速降解。研究发现细胞凋亡往往是单个细胞,即便是一小部分细胞也是非同步发生的。

细胞坏死(necrosis),是细胞的病理性死亡现象,是一种被动的过程。细胞凋亡与细胞坏死是两种完全不同的过程和生物学现象,在形态学、生化代谢改变、分子机制、细胞的结局和意义等方面都有本质的区别(见表 5-3-1)。

表 5-3-1　细胞凋亡与细胞坏死的主要特征比较

内　容	细胞凋亡	细胞坏死
概　念	基因控制的自主过程，表现为细胞缩小，核内染色体浓缩，核质边缘化质膜出芽，凋亡小体形成	非自主过程，质膜丧失完整性，胞浆内容物外泄引起细胞溶解死亡
始发因素	胚胎、变态发育	毒素、缺血、酸碱度改变
组织反应	非炎症、吞噬细胞、吞噬部分膜性结构	炎症、细胞内容物溶解释放
组织分布	单个或成群细胞	成片细胞
形态学	细胞皱缩，与邻近细胞连接丧失	肿胀
细胞膜	完整、鼓泡，形成凋亡小体	溶解或通透性增加
细胞器	完整	受损
细胞核	固缩、染色质边缘化	染色质不规则转移
线粒体	自身吞噬	肿胀
胞质生化改变	溶酶体酶增多	溶酶体解体
最初表现	蛋白质合成下降	肿胀

三、形态发生

形态发生(morphogenesis)是胚胎发育过程中，组织器官和机体形态结构的形成过程。一般包括 3 个方面：(1)细胞的生长与细胞数量的增加。胚胎的生长是有丝分裂的结果。大型动物和小型动物的区别，在于细胞数量的差异而不是细胞大小的不同。(2)通过差异生长形成各组织、器官特有的形态。差异生长指细胞增长的数量和增长率，在身体的不同部位是不同的。(3)通过形态调节运动使胚体形成。形态调节运动使生长着的有关部位之间产生细胞的变形和迁移。如细胞团由实心变为空心，细胞的内迁和外移形成囊状结构，组织的展开和卷折等。形态调节运动的基础是细胞形态的改变。微管和微丝与细胞的运动和形态变化直接相关，细胞外基质中的成分，如胶原、弹性蛋白、非胶原糖蛋白等都可影响细胞的形态调节运动。

第四节　发育异常

在动物胚胎发育过程中，受精卵细胞经过迅速分裂和一系列的形态演变形成了胚层的结构，并在此基础上发育出复杂的成体组织和器官。生物体的发育是一个复杂的程序过程，这一过程严格遵循发育规律，表现出精确的时间顺序和空间关系，而这一切是受遗传信息的严格调控和胚胎周围环境因素的影响。如果遗传因素发生改变或环境中某些因素干扰、阻碍胚胎的正常发育，将会引起胚胎发育迟缓、先天畸形甚至死亡。

一、发育异常的因素

引起胚胎发育异常的因素很多也很复杂，归纳起来可分为：遗传因素、环境因素和综合因素3类。在人类出生缺陷中，主要由遗传因素引起的约占25%，环境因素占10%，大多数是综合因素（遗传因素和环境因素的共同作用）引起的。

（一）遗传因素

主要是指染色体畸变、基因突变和重组等。在染色体畸变所引起的疾病中，绝大部分有发育异常的表现，而基因突变引起的遗传病中也有一些导致代谢和发育的异常（见第四章）。

（二）环境因素

过去认为，胚胎在母体子宫内发育受到胚膜的保护，不易受外界环境因素的影响。但大量的事实和研究证明，许多环境因素有明显的致畸作用，如生物因素（病毒、细菌、弓形体、支原体、立克次体等）、物理因素（电离辐射、高温、高噪音、机械压迫和损伤）、化学因素（药物、化学试剂、化学物质污染物、食品添加剂和防腐剂等）以及父母年龄过高、母亲妊娠期间酗酒、大量吸烟、严重营养不良、维生素和微量元素缺乏等均可导致先天畸形的发生。

（三）综合因素

综合因素对胚胎发育的影响是指遗传因素和环境因素的相互作用而致畸。一方面是环境因素可改变胚胎的遗传构成而引起发育异常，另一方面是胚胎的遗传构成决定胚胎对致畸因子的易感性。不同的基因型对致畸因素的敏感度不同。人类为杂合型，对致畸因素的敏感度有明显的个体差异。例如在一次风疹流行中几个孕妇同时都受到了感染，结果有的胎儿出现较严重的畸形，有的轻度畸形，有的发育正常。这是由于每个孕妇所怀胎儿对风疹病毒的易感程度不同所致。

二、发育异常的易感期

致畸因素的作用与胚胎细胞分裂速度和分化程度有着密切的关系。某种器官在其发育的一定时间内，容易受致畸因素的作用而发生畸形，这时期称该器官的致畸易感期（sensitive period）或临界期（critical period）。在人的整个胚胎发育过程中，受精后两周内胚胎处于分化前期，细胞分化程度低，此时若受到致畸因素的作用或是大部分细胞受到损害而致早期流产，或是少数细胞受损由邻近的未分化细胞调整补偿，较少出现畸形。第3～8周是胚胎细胞分裂分化的高潮，大部分器官原基在此期内形成，此时是产生先天畸形的最敏感和关键时期。特别易受各种因素及多种致畸原的袭击，影响胎儿器官的正常形成，导致发育异常。第9周后，胚胎各系统间开始建立相互联系，各主要器官的形态、功能趋于完善，对致畸因子的损伤相对有了抵抗能力，此时致畸因素的敏感性较低。但也有一些系统的组织分化延续时间较长或发生较晚，对致畸因素的敏感期较长或较晚，如神经系统、泌尿生殖系统等（图5-4-1）。

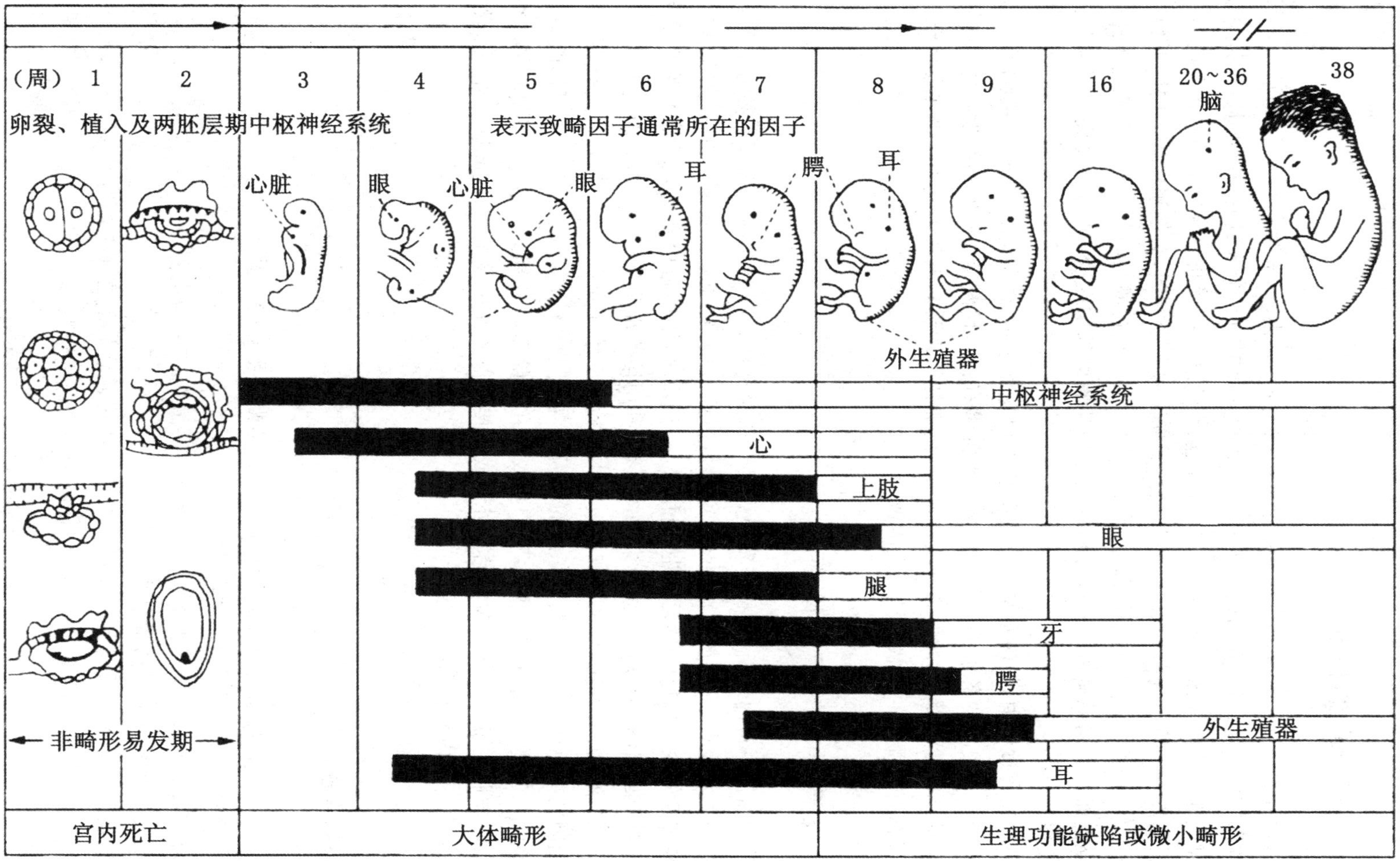

图 5-4-1 胚胎发育时期与畸形发生的关系示意图

三、发育异常的机制

胚胎发育的全过程是基因调控下通过细胞的增殖、分化、局部生长与退化、吸收等不同机制形成各器官的原基。原基构成的“发育区”(胚胎发育中的一个区域或一团细胞)作为一个整体对内源或外源性刺激做出反应。如果发育区缺陷使这一区域将发育成的器官出现畸形。例如在人胚胎发育至第 4 周时,在原口腔“发育区”周围有 5 个突起,头端正中较大的圆形额鼻隆起、腹侧左右上颌隆起和左右下颌隆起,它是颜面形成的最初的中心部。这 5 个突起相互融合发育形成颜面部。如果遗传因素或环境因素影响胚胎面部的融合,就会发育失调引起头面部出现多发性畸形。

在胚胎发育过程中,任何水平的干扰都会出现发育不良,功能障碍和先天畸形,甚至发育终止而流产。在发育的各水平上所产生的表型异常有:(1)代谢障碍;(2)组织发生障碍;(3)器官形成障碍:出现器官结构的发育和功能缺陷,出现先天畸形;(4)变形障碍:通常发生于受孕 3 个月以后,有关部位的形状和结构发生改变。

四、发育异常的产前诊断

产前诊断又叫宫内诊断,是检查发现先天性和遗传性缺陷胎儿的技术。主要方法有:(1)羊膜腔穿刺羊水检查:一般在妊娠 16～20 周时进行。可测定羊水中的甲胎蛋白含量,如胎儿有开放性神经管缺陷(脊柱裂、无脑儿、脑积水等畸形)时,甲胎蛋白则显著增加。胎儿羊水细胞培养,进行染色体核型分析可诊断染色体疾病;利用培养细胞作酶分析可诊断先天性代谢异常疾病。(2)孕妇血液检测:可从孕妇血液标本中检测出胎儿异常细胞。(3)绒毛膜检查:孕早期绒毛细胞的染色体组成与胚胎是一致的。因此,在受孕 40 天前后取早孕绒毛可诊断胎儿先天性缺陷病。(4)胎儿超声波检查:B 型扫描仪可在胎龄 5～16 周时对胚胎畸形作早期诊断。(5)胎儿镜(羊膜腔镜):可直接观察胎儿外形或直接摄取胎儿少量组织、血液进行进一步测定、诊断,还可进行宫内药物和手术治疗。

(陶淑玲)

复习思考题

1. 什么叫个体发育? 一般分为哪几个阶段?
2. 脊椎动物的胚胎发育分为哪几个时期? 各期的主要特征是什么?
3. 解释:生长、再生、分化、衰老、死亡。
4. 脊椎动物 3 胚层细胞发育成哪些组织和器官?
5. 引起胚胎发育异常的因素主要有哪些?
6. 什么叫胚胎致畸易感期? 人的胚胎发育致畸易感期是在什么时期?

第六章　疾病的生物学机制

第一节　疾病的一般概念

疾病是相对于健康而言的。世界卫生组织(WHO)给健康所下的定义是:“健康是指生理、心理及社会适应三个方面全部良好的一种状况,而不仅仅是指没有生病或者体质健壮。”对于健康的理解,过去往往偏重于人们处于生理上的正常状态,随着医学模式从生物因素致病转向生物、心理和社会行为的综合模式以来,现在对健康的要求,应指身体健康、生理、心理活动正常、精力旺盛,对自然环境及周围的社会环境有着良好适应能力的状态。根据 WHO 新的健康定义,一个人只有躯体健康、心理健康、道德健康和社会适应良好等 4 方面都完善才是完全健康。

疾病是健康的对立面,具有一系列特征性状的病理过程。疾病(disease)是机体在一定病因的损害性作用下,因自稳调节(homeostatic control)紊乱而发生的异常生命活动过程。目前一般认为,疾病是一定条件下,某一或某些选定致病因素与生物体(人体)交互作用产生的一种损伤(致病)与抗损伤(保护)的过程。在这一过程中有一定的规律可循。疾病是影响人类寿命的最重要的因素,其次影响人们的生活质量。它有如下基本特征:

第一,疾病的发生必须有一定的原因,但往往不单纯是致病因子直接作用的结果,与机体的反应特征和诱发疾病的条件也有密切关系。看待疾病的发生,应从致病因子、条件、机体反应性 3 个方面来考虑。

第二,疾病是一个有规律的发展过程,在其发展的不同阶段,有不同的变化,这些变化之间往往有一定的因果联系。

第三,患疾病时,体内发生一系列的功能、代谢和形态结构的变化,并由此而产生各种症状和体征,这是我们认识疾病的基础。在这一过程中,机体与致病因素交互作用,一方面致病因素对机体细胞产生损害作用;另一方面机体细胞对致病因素产生反应(在多数情况下,这一反应是保护机体细胞摒弃有害的致病因素),这些交互作用的结果决定着机体细胞未来的发展方向,或恢复细胞的正常生理功能,或细胞产生异常损害,继而发生组织、器官的损害,导致疾病的形成,并在临床上表现为一定的特征。

第四,疾病是完整机体的反应,但不同的疾病又在一定部位(器官或系统)有它特殊的变化。因此认识疾病和治疗疾病,应从整体观念出发,辩证地处理好疾病过程中局部和全身的相互关系。

第五，患疾病时，机体内各器官系统之间的平衡关系和机体与外界环境之间的平衡关系受到破坏，机体对外界环境适应能力降低，劳动力减弱或丧失，是疾病的又一个重要特征。

第二节　疾病发生的原因

导致疾病发生、并赋予疾病一定特征的因素称为疾病的致病因素，简称为病因。包括致病因子和条件两方面的因素，它们在疾病的发生发展中，起着不同的作用。

致病因子是指能够引起某一疾病的某种特定因素。原因是引起疾病的必不可少的、决定疾病特异性的因素；没有这个因素，相应的疾病就不可能发生。然而，在许多情况下，仅有致病因子对机体的作用，往往不足以使疾病发生。例如，与同一感冒患者密切相处的许多人，虽然都受到感冒病毒的侵袭，但其中可能只有少数人发生感冒而大多数人并不发生。免疫功能不足、过劳、月经期、过敏性鼻炎等条件能使机体对感冒病毒的抵抗力降低或易感性增高。因此，具备其中一个或一个以上条件的机体在接触感冒病毒后就易于发病，而不具备上述条件的机体即使受到感冒病毒的侵袭，一般也不发病。促使感冒发病的条件还有年龄因素、季节因素、与感冒患者相处特别密切而持续又较久等。这里，感冒是否发生，就取决于某些条件是否具备。

一、导致疾病的因素

致病因子的种类很多，大致分为以下几类。

(一)生物性因素

生物圈(biosphere)中的生命物质都是相互依存、相互制约的，它们之间不断进行物质能量和信息的交换，共同构成生物与环境的综合体，即生态系统(ecosystem)。人类依靠生物构成稳定的食物链(foodchain)，从而获得生存所必需的营养素；利用生物制成药物防治疾病；绿化美化环境陶冶情操等。生物本身在不断繁衍过程中为人类造福的同时，有的生物也会给人类健康和生命带来一定威胁，各种致病性微生物(如细菌、病毒、真菌、支原体、立克次体等)和寄生虫(如原虫、蠕虫等)是常见的致病因子。生物性因素导致的疾病往往具有一定的传染性，即疾病在一定的人群范围内通过一定的途径实现个体与个体间的水平传播，故也称为传染病(infectious disease)。一般来说，生物性因素的致病能力的强弱，除了与其入侵机体的数量有关以外，还取决于它们的侵袭力和毒力，作用于机体后是否引起发病以及发病后病情轻重，还往往取决于一系列条件。

在生物性致病因子中，有一个颇有争议但值得关注的问题。随着生物技术的进步，转基因食品已走进人们的日常生活。转基因作物具有抗旱、抗杂草、抗虫、抗病毒、高产等特性，对农产品的品质改良以及保证农业的稳产高产具有重要意义。对于那些面临食品严重短缺的发展中国家来说，种植转基因作物成为消除贫困、增加粮食产量的绝佳途径。但转基因食品存在的安全性问题，可从两方面进行评价：对人体的安全性和对环境的安全性，尚无定论。大量应用转基因生物会破坏生物多样性，甚至对人类健康造成伤害。巴西国家生物技术安全委员会最近发表的一份报告称，转基因食物能从3个方面对人类健康造成危害：某些毒素可引起人类急、慢性中毒；某些转基因作物可引起人的过敏反应；转基因产品营养成分变化，使人的营养结构失衡。同时，人工组合的基因，通过转基因作物或家养动物扩散到其他栽培作物或自然界野生物种，并成为后者基因的一部分，在环境生物学上则称为"基因污染"。因此国际科学界至今还没有对转基因食品的安全性达成共识。总的来说，由于人类通过生产、生活经验的积累，对环境中生物因素危害健康的规律已有所了解，并有了丰富的预防和控制经验，因而生物因素危害人类健康和生命的严重性已有下降。

（二）化学性因素

人类生存的环境中有天然的无机化学物质、人工合成的化学物质以及动植物体内、微生物内的化学组分。许多无机和有机化学物质具有毒性，称为毒物（poison），过量或低剂量长时期接触时会产生有害作用。

（三）物理性因素

人们在日常生活和生产环境中接触到很多物理因素，如气温、气湿、气压、声波、振动、辐射（电离辐射与非电离辐射）等。在自然状态下物理因素一般对人体无害，有些还是人体生理活动必需的外界条件，因此物理因素是否引起疾病以及引起疾病的严重程度，主要取决于这些因素的强度、作用部位和范围、作用的持续时间等。随着科技进步和工业发展，人们从生活环境和生产环境中接触有害物理因素的机会愈来愈多，因而它所造成的健康危害应予足够的重视。

（四）营养性因素

营养过多和营养不足都可引起疾病。长期摄入热量过多可以引起肥胖病，摄入某些维生素过量也可引起中毒。营养不足可以由营养物质摄入不足或消化、吸收不良所引起，也可以是需要增加而供应相对不足的结果。在我国，随着人们生活水平的改善，结构性营养不良性疾病正在蔓延，需要引起医学界的足够重视。

氧虽然一般不列为营养因素，但比起所有营养因素来，氧更是机体绝不可缺的物质。

（五）遗传性因素

遗传物质的改变可以直接引起遗传性疾病（见遗传学章节）。

（六）先天性因素

与遗传因素不同，先天性因素不是指遗传物质的改变，而是指那些能够损害正在发育的胎儿的有害因素。例如孕妇如患风疹，风疹病毒可能损害胎儿而引起先天性心脏病。

（七）免疫性因素

在某些个体，主要可能是由于遗传因素的影响，免疫系统对一些抗原的刺激常发生异常强烈的反应并从而导致组织、细胞的损害和生理功能的障碍。

（八）社会-心理因素（socio-psychological factor）

社会生态是人与社会环境在特定空间的组合。人类健康和疾病是一种社会现象，健康水平的提高和疾病的发生、发展及转归也必然会受到社会因素的制约。社会因素一般包括社会制度、社会文化、社会经济水平，它影响人们的收入和开支、营养状况、居住条件、接受科学知识和受教育的机会等，社会因素还包括人们的年龄、性别、风俗习惯、宗教信仰、职业和婚姻状况等。随着科学技术、工业的发展，社会生活的城市化、个性化，人们的生活节奏相应地加快，人际关系进一步复杂化，生活事件（如失业、投资失败）相应增多，这些都可能成疾病发生的原因。

心理因素是指在特定的社会环境条件下，导致人们在社会行为方面乃至身体、器官功能状态产生变化的因素。心理因素着重于个体和内在情绪（兴奋、抑制、焦虑、忧郁、恐惧、愤怒、悲伤等心理紧张）及对周围环境和事物的态度和观念。

由于社会环境的变动常会影响个体的心理和躯体的健康，心理因素又常与社会环境密切相关，因而常称为社会—心理因素。

心理紧张本是人适应环境的一种正常反应，但如果强度过大、时间过久都会使人的心理活动失去平衡，继而引致神经活动的功能失调，甚至导致情感性疾病、心身疾病的发生，严重者还可能造成各种精神性疾病。长期的忧虑、悲伤、恐惧等不良情绪和强烈的精神创伤在某些疾病的发生中可能起重要作用，但个体特点（条件）也是非常重要的。同样的精神刺激，对有些人并无显著影响，而对另一些人却可造成长期的不良情绪，并可进而引起某些疾病。因此，应该着重强调个体心理状态须尽快地去适应社会环境的改变，使个体和不断变动着的社会环境调整为一个协调统一的整体，使社会环境的任何变动都不致使人长时间地停留在心理失衡和（或）神经活动功能失调，以预防躯体疾病的发生。

总体来说，疾病发生的因素包括机体的内在因素和外在因素，但无论是内在因素还是外在因素都将作用于人体的细胞，并通过与人体细胞之间的交互作用而致病。致病因素是疾病发生所必需的原发因素，但是否产生疾病，还取决于一定的条件，这就是疾病发生的条件，这些条件将伴随整个疾病的发生、发展和转归过程。

二、疾病发生的条件

条件是指在疾病的致病因子作用于机体的前提下，决定疾病发生发展的因素而言。有些条件可使机体的抵抗力降低或易感性、敏感性增高，从而使机体的在相应致病因子的作用下易于发病；有些条件则可使相应的致病因子能以更多的机会、更大的强度作用于机体而引起疾病。许多条件是一些自然因素，包括气象条件、地理环境等。也有许多条件属于社会因素。大量事实表明，社会制度、社会环境对人类疾病的发生发展有重大影响。

（一）影响疾病发生的生理条件

从某种角度讲，疾病是机体与环境之间动态作用的表现，是机体对致病因子作用所做出的反应。因此“生病”并不是被动的，而是机体对致病因子积极的、主动的反应，在这样的前提下，机体的生理特征就会影响着疾病的发生。

1. 疾病的易感性

暴露于同一致病环境中，不同的个体可能有不同的反应，表现为有的人发病，有的人则完全不受影响，这说明个体之间存在着对疾病易感性方面的差异。过去人们对这方面的认识比较笼统。随着人类基因组学研究的不断深入，现在人们认识到人体疾病易感性的差异首先表现为基因结构或遗传组成上的差异，其次表现为基因表达及其功能上的差异，这些差异总称为遗传多态性(genetic polymorphism)或基因多态性(gene polymorphism),也就是说遗传(DNA或基因)组成不同的个体对不同疾病的易感性不同,某些遗传组成的个体对某种疾病的抵抗力强而不易于发生该疾病,但另一些遗传组成的个体对该疾病的抵抗力弱而易于发生该疾病。

2. 机体的功能状态

人体对疾病易感性的差异还表现在不同的环境条件下,机体的功能状态不同,对致病因子作用的反应不同。这种不同的环境条件既包括人体的内环境(如不同的生理周期、不同的身体的健康状况、不同的精神状态、性别年龄上的差异等),也包括人体的外环境(如环境温度、环境大气压等),也就是说在不同的环境条件下,基因的产物的功能不尽相同,后者决定着机体对疾病的易感性。

3. 机体的免疫系统

机体的免疫器官、免疫细胞、免疫分子承担着防御传染、自身稳定和免疫监视等功能,这些功能都有效地防止着疾病的发生,只有在上述致病因子强有力地突破了机体的免疫系统,或者机体的免疫系统下降,才构成了有利于致病因子作用并形成疾病的条件。人体免疫系统或者是先天遗传的,或者是后天获得的,良好的营养、积极的体育锻炼有利于提高机体的免疫功能,从而不利于疾病条件的形成,减少疾病的发生。

(二)影响疾病发生的心理条件

虽然疾病的发生主要取决于致病因子和机体的客观条件,但心理条件也在疾病的发生发展中起一定的作用。主要内容包括病人个人的人格特质、病人的自我调适机制的成熟程度、病人的生长或年龄阶段(思想成熟程度)、过去的疾病史、病人对疾病的主观感受与看法等。

(三)影响疾病发生的社会、文化条件

在整个历史进程中,人类一直非常关心社会环境对个体和群体健康的影响。现在我们很清楚,社会因素在健康中起至关重要的作用,对健康和个体的完满状态的最大威胁主要来自于不健康的生活方式和高危行为。

现代化在带来了普遍较高的生活水准和健康水平的同时,也带来了现代文明病。费心的生活方式,节食不足,吸烟,药物、酒精滥用,肥胖,缺乏锻炼以及暴露无遗于污染的环境是现代社会健康的主要危险因素,但人类可以通过改变其行为来减少或消除患病的危险。

社会条件在疾病的传播中发挥着重要的作用。社会因素可能与不同类型的精神障碍和人们接受精神保健的方式具有相关关系。

分析与健康有关的社会态度差异以及分析与某种健康问题的发病率和患病率相关的社会变量的方式,包括年龄、性别、社会经济地位、种族、受教育程度和职业等。影响疾病发生的社会文化因素包括家庭关系、家族疾病史、价值观及文化习俗。家庭是与个人关系最密切的团体,家庭的每个成员都在这个家庭里扮演着特定的角色。家庭关系愈健全,个体的身心也就愈健康,受致病因子攻击而生病的可能性就愈小。此外,社交关系也是支持系统的重要来源,若个体的社交关系狭窄或不良,在其受到致病因子影响时需要的支持性资源减少或缺乏,也会引起适应上的困难。从更广的层面来看,个体所处的文化背景对疾病所持的态度和看法,也会在无形中影响疾病的发生和发展。

第三节 疾病发生的规律

一、内因既是疾病发生的原因，又是疾病发生的条件

人体是由无数细胞组成的有机整体，通过神经－基因－内分泌－免疫系统调节其生化代谢和生理功能，并对外在环境的刺激产生反应。在有些疾病的发生中，内在致病因子（基因突变）是疾病发生的直接原因，而在另一些疾病中，当神经－基因－内分泌－免疫系统功能受到削弱或致病因子过于强大时，就具备了外在环境致病因子致病所需要的条件，从而导致疾病的发生，因此，内在因素既是疾病发生的原因，也是疾病发生的条件。在这种相互作用的过程中，细胞对不同性质、不同强度、不同作用时间有着不同的反应。轻度刺激时，细胞通过神经－基因－内分泌－免疫系统功能的调节，产生适应性反应（adaptation），这种反应往往是分子水平、代谢水平或亚细胞水平上的，刺激一旦消除，细胞将完全恢复正常；但如果这样的刺激持续存在，这种适应性反应也会持续下去，长期积累，就会发生细胞结构和功能上的改变，出现组织器官的萎缩、肥大、增生等病理性改变，进而引起疾病。

二、外因通过内因起作用

在某些疾病的发生中，环境中的致病因子作用于人体细胞，仅引起相应的生理反应，并不直接引起细胞的病理变化。但在环境中的致病因子慢性、长期刺激下，生理性反应转变为病理性反应，最后导致疾病的发生。例如神经官能症。

三、疾病是细胞对机体的保护措施

从个体而言，许多疾病的发生是细胞或整个机体对外界致病因子的自我保护的一种反应，有时机体的自我保护反应恰当，则在外界致病因子被去除后，并未引起机体明显的改变，“疾病”并不明显；有时机体的自我保护反应强烈，即使外界致病因子已被去除，但“疾病”依然存在。

炎症（inflannation）就是机体活组织对各种损伤所发生的自我保护反应。在反应过程中，在血管、体液、细胞的共同参与下，局部出现一系列的变化，这些变化的首要目的是局限并消除致病因子，但同时也带来局部组织和细胞的病理变化，最后过渡到受损组织的修复过程。这种炎症反应在临床上表现为局部的红、肿、热、痛。严重时局部组织细胞坏死而表现化脓。引起炎症反应的致病因子可分为外源性的和内源性的或生物性的和非生物性的。生物性的因子（如细菌）所引起的炎症称为感染，非生物性的因子所引起的炎症常称为非细菌性炎症。

临床上对因疾病而出现器官功能衰竭的病人可进行器官移植而达到治疗疾病的目的。但除了一卵双生子以外，同种异体的组织或器官的移植后，供者的组织或器官就会受到受者的免疫系统的排斥。受者的免疫系统所做出的反应，本身是为了对外来物予以排斥而达到保护机体的目的，结果不仅供者的组织或器官被受体的免疫系统所破坏而失去了治疗目的，而且受者本身还可能由于器官功能衰竭而死亡。

在许多疾病的发生中，环境因子作用于细胞后，细胞会立刻启动凋亡机制而“自杀”，这同样是机体的保护性措施，以防止环境因子对周围细胞的进一步损害。对于神经元这类一般认为不再增殖的细胞来说，虽然它的凋亡可限制环境因子的进一步作用，但数目的减少意味着功能的丧失，不可避免地会引起疾病的发生。

（王　希）

复习思考题

1. 谈谈你对 WHO 有关健康定义的理解。
2. 在导致疾病的诸多因素中，从某一点切入，查找资料，阐明你的理解与看法。

第七章　克隆与医学

1997 年 2 月 23 日，英国科学家 Wilmut 等宣布，他们利用克隆技术，通过无性繁殖，从成年绵羊的体细胞中，成功培育出了一只名叫“多利(Dolly)”的小绵羊。这消息一公布，立即在全球掀起了轩然大波。在科技界、法律界、宗教界及广大民众中引起了强烈反响。克隆羊的成功，是基因工程技术上划时代的突破。随后克隆牛、克隆鼠等的相继问世，使“克隆人”已不再只是科学是否可能的问题，而成为人类该不该做的价值抉择，成为各媒体及全社会热烈讨论的话题。

第一节　克隆的概念

一、克隆的一般概念

克隆，是英文 Clone 音译，意思是无性繁殖。它是由一个细胞或一个分子经复制扩增而变成一群相同细胞或分子的生物学过程和特征。在不发生突变的情况下，一个克隆群内的所有成员具有完全相同的遗传构成。

克隆至少分为 3 个层次：个体克隆、细胞克隆、分子克隆。个体水平的克隆在植物繁殖中司空见惯，农业广泛应用的扦插、嫁接产生的后裔都是无性系的。克隆羊(Dolly)即为个体克隆；利用植物细胞在细胞水平上克隆生产林木花卉、水果蔬菜也很平常。随着分子生物学的迅猛发展，尤其是 DNA 重组技术的建立，克隆这一概念被引入分子生物学，形成了“分子克隆(molecular cloning)”的概念。分子克隆指利用 DNA 重组技术将特定基因或 DNA 序列插入载体，再通过载体的复制而获得大量相同基因或 DNA 序列的过程。分子水平上克隆，就要复杂和困难得多。

有两点值得强调：(1)克隆以无性的方式进行增殖或繁殖。克隆属无性繁殖，但无性繁殖未必是克隆。(2)一个克隆中的每一成员其遗传构成完全相同。

二、动物克隆技术的发展过程

克隆技术的设想，早在 1938 年由著名的德国胚胎学家 Spemann 提出。20 世纪 50 年代曾有科学家用蝌蚪小肠上皮的细胞核，移植到未去核的非洲爪蟾细胞上，证明了已经分化了的体细胞核的全能性。但在哺乳动物身上，这项技术从未成功。之后不断有人利用各种动物进行克隆技术研究。到了20世纪80年代，人们转而用胚胎细胞克隆哺乳动物，它是先将一个早期胚胎细胞的卵裂球分离，使之成为具有多个相同遗传基因的卵细胞，这样从一个品种繁殖出遗传基因完全相同的仔畜。1986年，英国科学家利用胚胎细胞克隆出一只绵羊。从20世纪80年代中期起，我国科学家用胚胎细胞相继克隆成功小鼠、山羊、兔、猪和牛。1996年7月5日，英国罗斯林研究所的科学家伊恩·维尔穆特博士用成年羊体细胞(乳腺上皮细胞)克隆出一只活产羊——Dolly，给克隆技术研究带来了重大突破，它突破了以往只能用胚胎细胞进行动物克隆的技术难关，首次实现了用体细胞进行动物克隆的目标，实现了更高意义上的动物复制。之后，由于克隆技术的改进以及一些基础理论的探明，已成功地用体细胞克隆出了多种动物如绵羊、小鼠、山羊和猴。

三、生物学意义

研究克隆技术的目标是找到更好的办法改变家畜的基因构成，培育出成群的能够为消费者提供可能需要的更好的食品或任何化学物质的动物。

Dolly羊与其他克隆动物的区别不在于是不是无性繁殖，而在于供核细胞的分化程度。早期胚胎细胞基本上是未分化细胞，即使是成形胚胎的已分化细胞，其细胞分化程度也远低于成年个体的已特化细胞。能将已特化细胞克隆成一个成活的个体，从理论上讲是一次重大突破。这说明，已特化细胞的遗传结构即使发生了变化，这种变化也不是不可逆的，至少特化至乳腺上皮细胞时还是如此。至于神经细胞、脑细胞的特化是不是不可逆的，也可用核移植的方法检验。但可以预料，克隆神经细胞，难度肯定要高于乳腺上皮细胞。

动物特别是高等动物的细胞与植物不同，分化了的体细胞虽然具有完整的基因组成，但却不能像植物细胞那样产生成熟的个体。动物胚胎的生长、分化和发育是造成体细胞基因组不可逆修饰的结果。这些“不可逆”的修饰是否能解除，使它恢复为“全能性”，一直是生物学家要解决的问题。近年来的这一切实验充分证明高度分化的动物细胞核具有全能性。

在目前理论和技术水平下，在高等动物中尚不能由其体细胞经体外培养直接获得克隆个体，只能将个体的体细胞或胚胎细胞的细胞核(供体)植入或融合于已去核的卵细胞(受体)，才能发育成完整的新个体。这样，动物学家，尤其是动物胚胎学家将克隆一词引入核移植或细胞融合领域，使克隆这一概念得到扩展。因此，凡是不经过受精过程，由单个细胞(包括杂种细胞)产生的，与亲代具相同遗传信息的个体的过程都叫克隆。这里说的单个细胞，从来源上既可以是体细胞，也可以是胚胎细胞；从年龄上看，可以是成体细胞，也可以是幼儿或胚胎的细胞。

第二节　动物克隆技术的基本方法和原理

一、方法和原理

动物的克隆，特别是高等动物的克隆，在目前理论和技术水平下，可以通过两条途径而获得：一条是将细胞中的遗传物质转入卵细胞后被激活，即已分化的细胞中的细胞核借助于卵细胞质中的某些特殊物质，进行正常的生长发育；另一条是通过胚胎切割的方式产生孪生子。

（一）胚胎分割技术

在2-细胞期至囊胚期的早期胚胎用酶或者是机械方法分割，然后由分割的细胞分别发育产生新个体。用胚胎分割技术产生的后代数量有限，但方法较简单。可有效地获得同卵孪生后代。

（二）细胞核移植方式进行克隆

克隆的基本过程是先将含有遗传物质的供体细胞的核移植到去除了细胞核的卵细胞中，利用微电流刺激等使两者融合为一体，然后促使这一新细胞分裂繁殖发育成胚胎，当胚胎发育到一定程度后，再将其植入动物子宫中使动物怀孕，使之产下与提供细胞者基因相同的动物。在这一过程中，如果对供体细胞进行基因改造，那么克隆的动物后代基因就会发生相同的变化。

1. 供体（donor）细胞的准备。用于细胞核移植的供体细胞（核）有3大类：早期胚胎细胞、胚胎干细胞和体细胞。它们可来自活体或体外培养的细胞。移植前采用机械吹打或酶消化分散成单个细胞。然后以整个细胞或细胞核（可含少量细胞质）作为供体。

2. 受体（recipient）细胞的准备。核移植的受体细胞也有3类：去核卵母细胞、受精卵和2-细胞胚胎。其中以卵母细胞作为受体最多。将收集到的以上受体细胞经显微操作去除细胞核，如果是卵母细胞还包括去除第一极体。

3. 核移植或融合。通过显微注射的方法将供体核或细胞移入受体的细胞质中，或者用融合的方法（化学融合、病毒融合及电融合）而获得单个细胞。

4. 重构胚的培养及移植。完成核移植或融合后形成的单个细胞在体外培养一段时间后，移入雌性子宫或输卵管进行发育，或者是移入离体输卵管（同种或异种）进行体外培养。

二、动物克隆技术的几个关键问题

经研究发现，动物克隆是否成功，首先要解决细胞质、核周期相容性的问题。当受体细胞与供体细胞处于细胞周期同一时间，核移植的成功率大。克隆羊"Dolly"之所以成功，关键在于Wilmot等找到了一种供体细胞核和受体卵母细胞更相容的方法。供体细胞核在DNA复制时间上与受体卵母细胞基本同步；其次，通过核移植产生的重构胚能否完成整个发育过程，关键在于移入的细胞核能否在受体细胞质的作用下进行正确的重新编程，使重构胚成为全能性细胞，在适宜的环境条件下如正常胚胎那样分裂、分化、发育形成个体；再次，受体细胞质中具有一些特殊的物质，能够诱导移植入的供体核活化成为全能性细胞。这些物质中，有的是促进细胞的，有的是决定细胞核基因进行时空顺序表达的，卵细胞质中就具有这些物质。研究显示，胚胎的早期发育，尤其是在卵裂期及囊胚期的整个发育过程都是在卵细胞质调控下进行的。

第三节　动物克隆技术的应用前景

当苏格兰的罗斯林研究所1996年利用克隆技术克隆出小羊一多利后，这一成果立即被誉为本世纪最重大的也是最有争论的科技突破之一。克隆的意义在于生命的产生有了不同的可能性。克隆的最大优势在于能百分之百复制亲本的所有性状。因此带来的好处是显而易见的。利用这一技术可以在为保护地球生物的多样性进行的抢救珍奇濒危动物、复制优良动物群体、提高畜群遗传素质和生产性能、提供足量试验动物、推进转基因动物研究、攻克遗传性疾病、研制高水平新药、生产可供人移植的内脏器官等研究中发挥作用。

在肯定了这种技术的正面作用的同时，人们更大程度上表示了对这种技术的担忧，认为如果使用不当，这种技术可能对生态环境产生长期的不良影响，一些科学家认为如果在畜牧业中大量推广这种无性繁殖技术，很可能破坏生态平衡，导致一些疾病的大规模传播；如果将其应用在人类自身的繁殖上，将产生巨大的伦理危机。

一、动物克隆技术与医学

（一）克隆技术与医药生产

通过克隆动物生产人们所需的蛋白质、激素、细胞因子等。从血液中提取的蛋白药物，成本高，价格昂贵，而且有些血液制品中可能隐匿有令人闻之色变的艾滋病、乙肝等病毒，这使人们在使用这些药物时疑虑重重，甚至草木皆兵。如果大量克隆具有特殊药用价值的基因动物，就可以利用这种动物的血液和乳汁，生产具有特殊效用的蛋白药物。1997年，英国罗斯林(Roslin)研究所Wilmut等克隆出绵羊“Dolly”后，他们利用自己掌握的核移植克隆动物技术与英国PPL公司的科学家Schnieke等合作，用体细胞基因转移克隆技术，获得转人凝血因子Ⅸ基因克隆羊。科学家们应用体细胞基因转移克隆技术从克隆动物的奶汁中获取重组药用蛋白。这样，只需简单地饲养动物，利用动物乳腺的高表达能力，即可源源不断地得到贵重的药用蛋白，动物乳腺表达的蛋白质经过内质网、高尔基复合体的加工、修饰过程，如信号肽切除、蛋白的糖基化、β羟基、羧基化等，获得的药用蛋白具有了稳定的生物活性。

用这种技术还可建动物模型，用以研究疾病的发病机制、治疗方案和防治措施。很多吞噬人类健康的顽疾之所以久攻不克，是因为它只露出一幅狰狞的面目，而隐匿了神秘的身世。科学家们设想，把体细胞中可能与疾病有关“嫌疑”基因，导入实验动物基因中，然后克隆出一批转基因的实验动物。由于人与动物的疾病发生机理有很多相似之处，如果导入的嫌疑基因在动物身上发病，就证明那一基因是元凶，反之则嫌疑排除。这样人类就可以找到一把斩断病魔的利剑。

（二）克隆技术与组织工程

组织工程(tissue engineering)是近10年来发展起来的一门新兴交叉学科，它是应用工程学和生命科学的原理和方法，创建组织和器官或替代物，植入体内，修复组织缺损，替代损伤的组织、器官，达到提高生活、生存质量，延长生命的目的。

在组织工程中，应用体细胞克隆技术，可以为某人“订做”特定的组织、器官。例如，由某人提供体细胞作为供体，将其移植于去核的卵细胞，然后发育成囊胚、原肠胚，在此基础上定向诱导成“订做”的组织、器官。这种器官中的细胞都具有与供体完全相同的遗传物质，移植后不会发生免疫排斥反应。

用体细胞克隆技术获得组织工程所需的细胞，例如将患者的体细胞核移入猪去核卵细胞（也可用人去核卵细胞，但不易获得），当其发育到囊胚时，将囊胚中的胚胎细胞体外培养、增殖，接种于由生物可吸收材料构成的三维结构中，经适当培养，形成具有一定组织结构的移植物，移植于受损伤部位，细胞继续分裂、分化、重组成新组织，而生物材料则被降解为无毒的小分子物质，被机体吸收，只把完全自然的最终产品——新器官留于体内。

通过以上的措施和技术，用患者本人体细胞核作供体克隆出新的“订做”的组织、器官，用以治疗糖尿病、帕金森病、老年痴呆、癌症、肾功能衰竭以及其他神经、骨骼、肌肉、皮肤等组织的损伤和疾病。

目前这一领域的研究与开发正处于起步阶段，还没有实质性的成果，但是体细胞克隆组织工程具有极其重要的理论意义及巨大的社会需求和经济价值，受到欧美国家及我国政府与医疗卫生部门高度重视，投入的人力及经费迅猛增加，这对未来的组织、器官修复与替代具有极其重要的作用及深远的影响。

二、动物克隆技术与遗传育种

培养一个优良畜种，需要数代杂交选种，而且变异和退化时常威胁品质的稳定，致使研究人员数年辛劳前功尽弃，付诸东流。利用体细胞克隆技术，这一世纪难题就迎刃而解。比如用一头高产奶牛作供体，就可以克隆出十头、百头、千头……同样高产的奶牛。

利用优良动物品种的体细胞作核供体克隆动物，可以避免在自然条件下选种受动物育种周期和生育效率的限制，从而大大缩短育种年限，提高育种效率。

动物克隆技术还可用于拯救濒危动物。每年，都有些物种成为我们这个星球永远的过客。大熊猫、金丝猴……濒危物种呜咽和孤单的身影，时时牵动了世界的神经。克隆技术无疑为珍稀动物子繁嗣盛带来了福音，也为人类保护地球的生物多样性提供了技术的可能。

三、克隆技术有待解决的问题

克隆技术的诱人的前景现今还只显露出峥嵘的一角。目前同种动物的体细胞克隆的重复性实验还有待完善，应用也非一朝一夕。今后不同种动物的克隆将是更大胆、更重要的一个研究方向，但都有大量悬而未决的理论和技术问题等待科学家们去探索。

像许多科学技术一样，克隆技术也是一把双刃剑。

克隆羊“Dolly”的问世给人们一个提示，“克隆人”似乎只有几步之遥。但是从法律、社会伦理、道德角度出发，如果“克隆人”不受法律限制，将对人类社会的政治、宗教、法律、伦理道德提出挑战，将给现在人类社会的生活方式、家庭结构、婚恋方式带来不可预料的冲击；其次克隆人从理论上的可能性到现实之间还有一段遥远的路要走。人们知道越是高等的动物细胞越是特化，作为完整供体的亲本就越困难。而作为受体的卵细胞材料来源也很困难。英国克隆绵羊用了 227 个卵细胞才成功了一例。如果要克隆人，成功率又是多少，目前谁也无法预测。而且克隆的胚胎，大多会出现异常发育，导致畸形。克隆羊 Dolly 就出现早衰现象，2003 年 2 月

14 日多利由于患进行性肺部感染，被实施了安乐死。这些是由于克隆本身的问题，还是仅仅因为技术不够成熟对 DNA 造成了伤害？人们对此还无法回答。如果克隆的供体细胞发生变异，或者培养胚胎的培养基与科学家开了个小小的玩笑，克隆出一个废品，我们又将处置他们？正是由于宗教、伦理及法律方面的原因，以及克隆技术中很多基础理论没有探明而造成一些缺陷，使"克隆人"受到极大的限制，并为克隆人研究设置了一个个不得逾越的雷区。1997 年 11 月 11 日，联合国教科文组织第 29 届大会在巴黎通过一项题为《世界人类基因组与人权宣言》的文件，明确反对用克隆技术繁殖人。

大多数科学家在现阶段不主张克隆人，但任何事物都应辩证地看待。克隆技术正如人类发展过程中的其他技术一样，可以用于人类社会的进步，也可用于邪恶。克隆人，目前的法律是禁止的，但是，利用克隆技术为医学服务是应该的，经过几年的辩论，一些国家已开始用克隆技术克隆人的组织、器官的研究，以解决医学中组织器官移植的原材料。

面对克隆时代，科学和公众都需要时间完善这一技术，以便向世界充分展示它的迷人前景，展示它在改善人类未来生活质量方面广泛的潜能。公众则应富有成熟理性和远见。如果克隆技术真是上帝放在人类面前的一只潘多拉魔盒，那么人类将满怀自信地伸出两手，一只手叫智慧，它让克隆技术为我所用，造福世界；另一只叫理性，它将控制和防止克隆技术走向反面。

（王　希）

复习思考题

1. 克隆的含义是什么？
2. 克隆技术的主要步骤。
3. 谈谈你对克隆技术的看法。
4. 利用因特网，了解克隆技术的最新进展。

第八章　基因组医学

1953 年提出 DNA 双螺旋结构模型和 1972 年 DNA 重组技术诞生，开辟了分子生物学和现代生物技术的新纪元。50 年后，2003 年 4 月 14 日，美、英、日、法、德和中国科学家经过 13 年努力共同绘制完成了人类基因组序列图，5 国政府首脑共同发表联合声明，向这一被誉为 20 世纪人类科学史上 3 个里程碑之一的科学成就表示祝贺，并宣布国际人类基因组测序协作组已经解读了人类生命密码书中所有章节的秘密。人类基因组中人类基因的数目由原来估计的 10 万缩小到 3 万～4 万。现在，全世界都可以通过因特网上的公共数据库不受限制地免费获取这些信息。鼓励科学和医学界继续致力于应用这些新发现以减少人类的痛苦。它标志着人类在分子水平上真正揭示生物世界的奥秘，并由被动适应自然界转向主动改造和重组自然界。

第一节　人类基因组计划

基因组——Genome 一词，最早出现于 1920 年，是基因(gene)和染色体(chromosome)的缩合。人类基因组是指合成功能的人体种类细胞中蛋白质或多肽链和 RNA 所必须的全部 DNA 顺序和结构，包括人类的 23 对染色体上全部的 DNA 所携带的遗传信息的总和，基因数目为 3.4 万～3.5 万个，31.647 亿个碱基对的序列。

人类的生老病死、喜怒哀乐、生态环境和生物的进化等都与基因密切相关，出于对人类自身的关心，以破解人类疾病和生老病死之谜，解决人类健康为目的的人类基因组计划，对于人类自身的发展具有重大的意义。

一、人类基因组计划的历史背景

在揭开生命之谜的研究中，人们清楚地认识到任何仅仅依靠如遗传学、细胞学、肿瘤学等单一学科的独立努力是极其局限的，远远不能完成人类对自身的认识和保护。必须对人体基因组进行全面、系统、彻底地研究，才能揭示人体的奥秘，真正意义上的解码生命。

人类基因组计划(human genome project，HGP)，于 1984 年和 1985 年，美国能源部先后组织召开了人类基因组研究的两个研讨会，提出了人类基因组测序计划的初步草案。1986 年 3 月，美国科学家杜伯克(Dulbecco)在美国《科学杂志》上发表短文《癌症研究的转折点：测序人类基因组》，首次提出 HGP 概念，这篇短文后来被称为人类基因组计划的“标书”，由此人类基因组研究紧锣密鼓地开展起来了。

1990 年美国国会正式批准了美国的 HGP 在 10 月 1 日正式启动，其总体规划在 15 年内至少投入 30 亿美元，进行对人类的基因组分析。分别由美国国立卫生研究院和美国能源部负责，成立了“国家人类基因组研究中心”。其最初的目标是，通过国际合作，用 15 年时间(1990～2005)，构建详细的人类基因组遗传图和物理图，确定人类 DNA 的全部核苷酸序列，定位全部基因，并对其他生物进行类似研究。1993 年，又增加了人类基因的鉴定和分离的内容。其终极目标是阐明人类基因组全部 DNA 序列、识别基因，建立储存这些信息的数据库、开发数据分析工具，并研究 HGP 实施所带来的伦理、法律和社会问题。1998 年人类基因组计划增加了基因组多样性研究的内容，强化了功能基因组研究技术平台体系。

在 Dulbecco 文章的影响下，世界各国纷纷开展国家级的人类基因组研究。在人类基因组的国际合作方面，美国、英国、法国、德国、日本成立了 HGP 的国际组织，值得自豪的是 1999 年中国作为惟一的发展中国家加入了国际人类基因组研究组织，承担全部序列 1%的任务，并且只用了半年时间就基本完成了测定 3 号染色体上 3 000 万个碱基对序列的工作，这展示了我国在基因基础研究方面的实力。

在基因组静态的碱基序列逐步搞清楚后，科学家们转而对基因组进行动态的生物学功能的研究。就 DNA 序列信息本身而言，并不能提供特定基因功能的确定信息，研究包括一个给定的基因在什么地方、什么时候表达以及基因实际上是做什么的。在这些巨量的序列信息基础上，就可以在分子层面上探索人类健康和疾病的奥秘。HGP 的实施极大地促进生命科学领域一系列基础研究的发展，将逐步阐明基因的结构与功能关系，回答生命的起源和进化、细胞发育、分化的分子机制等生命科学的本质问题；个位数遗传性疾病和严重危害人类健康的多基因遗传易感性疾病(如心血管疾病、恶性肿瘤、糖尿病等)的发病机制有望得到彻底阐明，为这些疾病的早期预防、诊断和治疗奠定了坚实的基础，为医药产业带来翻天覆地的变化；同时，HGP 将促进生命科学与信息科学、材料科学和高新技术产业相结合，刺激相关学科与技术领域的发展，带动起一批新兴的高技术产业；基因组研究中发展起来的技术、数据库及生物学资源，还将推动对农业、畜牧业、能源、环境等相关产业的发展，改变人类社会生产、生活的环境的面貌，把人类带入更佳的生存状态。

由于人类基因组计划深远的影响和潜在的经济价值，一方面，由政府出资破译人类基因组密码，这是对全人类共同资源的开发奉献；另一方面，无限商机诱使全球各大民间医药商业集团不惜投入巨资通过对基因组的研究和开发增强自己的竞争实力，如美国 HGS 公司、Incyte 公司和 Celera 公司等，这无形之中形成了一场没有硝烟却异常激烈的基因争夺战，客观上加速了 HGP 的研究进程。

二、人类基因组计划主要目标与程序

人类基因计划主要目标是：研究人类遗传的基础结构；确立人类生物学的 DNA 顺序；进行基因的生化分析，也就是要进行人类基因定位。全部核苷酸顺序的分析，有助于了解结构，认识功能，亦即人类能够“读出”并“读懂”人类基因组的全部 ATGC 语言，从遗传学来认识人类正常功能和病理变化，也是从分子水平来认识人类自身的结构与功能特征。

人类基因组全顺序分析分两大步骤：即制图(mapping)和测序(sequencing)，同时发展人类和模型生物基因定位和测序的新技术。全过程又可分为 4 个阶段(phases):①构建 1cM 的遗传图;②构建物理图;③建立重叠克隆系(clontig);④完成核苷酸顺序测定。当然这 4 个阶段是相互交叉进行的。

三、人类基因组研究的策略和进展

人类基因组的核心内容是人类基因组近 32 亿碱基对的测序,国际人类基因组计划研究组织的策略是:

(一)"从上而下"(top-down)

由整体而局部,主要包括:

①建立人基因组 DNA 的酵母人工染色体 YAC 重叠群;

②利用 DNA 标志或 DNA 指纹图谱建立有序排列的连续克隆系(clontig),常用的 DNA 标志或有专一序列位点(sequence—tagged sites,STS)和表达的标签序列(expressed sequence tags,EST);

③将这些克隆系列分别定位于光华的不同区域,构成全基因组物理图谱;

④再对这些克隆进行亚克隆,以作为 DNA 测序模板;

⑤再进行序列分析,寻找开放阅读框(ORF)。随着技术的改建,细菌人工染色体(BAC)已经广泛使用,并逐步替代了 YAC。

(二)小基因组的连续 DNA 序列可由随机鸟枪法测序拼接出来

这种方法的优点是不需要事先了解基因组的信息。因此可以在没有遗传或物理图谱的情况下进行,直接对人类基因组的大小不同的随机克隆进行直接测序,然后运用计算机分析,将各个测序的片段进行排列测序速度快。缺点是起始序列寻找重叠区域及构建序列重叠群的复杂性和数据分析限制。

人类基因组计划的任务很明确,即构建详细的人类基因组遗传图和物理图,确定人类 DNA 的全部核苷酸序列,定位全部基因。这些内容基本上可以用 4 张图来说明:①遗传图;②基因表达图;③物理图;④序列图。

1. 遗传图

应用遗传学技术构建能显示基因以及其他序列特征在基因组上位置的图。对人类遗传图(genetic map)又称连锁图(linkage map),是通过计算连锁的遗传标志之间的重组频率来确定它们之间的相对距离,测定单位用厘摩(cM)表示,这对疾病基因的定位是致关重要的。遗传图的标志有第一代、第二代、第三代,标志的密度和质量也越来越高。

最早的遗传标志是经典的性状遗传标志,最初是利用蛋白质或免疫学的标志;20 世纪 70 年代建立起来的限制性酶切片段长度多态性(RFLP)被认为是遗传标志历史上的里程碑,这类遗传标志一般称为第 1 代遗传标志;1994 年底,美、法完成了以 RFLP 及 PCR 进行批量分析的微卫星(microsatellite)DNA 为标志的遗传图谱,这类遗传标志一般称为第 2 代遗传标志;现在,第 3 代多态性标志即单核苷酸多态性(single nucleotide polymorphism,SNP)标志已大量使用,因其数量多(300 多万),覆盖密度高,故在基因组多样性和基因定位研究中具有巨大潜力和优势。此外,SNP 还与基因的功能密切相关,因此,SNP 不仅仅是遗传标志,还是功能基因组、疾病基因组、环境基因组和药物基因组研究的重要内容。

2. 物理图

物理图(physical map)应用分子生物学技术来直接分析DNA分子,从而构建能显示包括基因在内的、序列特征的位置图,用于确定各遗传标志之间的物理距离。物理图有两种,一种是以已定位的DNA序列STS作为路标,以DNA实际长度为图距的基因组图;第二种由BAC连续克隆重叠群组成的物理图,克隆和定位了一批重要基因。

3. 转录图

转录图(trans criptional map)又称表达图(expression map),它是以部分5'端或3'端cDNA序列即EST为位标,根据转录顺序的位置和距离所绘制的图,由于它所使用的位标均为表达序列,因而是基因图的雏形。人类基因组中转录区域只占整个基因组的2%左右,因此转录图可以①为HGP提供表达序列;②为基因功能研究提供有价值的信息;③基因鉴定提供候选基因;④编码序列有潜在的商业价值。

4. 序列图

序列图即分子水平的物理图。

人类基因组作图最终得到密度为每100kb一个标记的遗传和物理综合图谱。

人类基因组研究的重点在于识别人类全部基因、大规模测定蛋白质三维结构、研究蛋白质相互作用网络和阐明信号传导通路,从根本上深化对于细胞生命过程的理解。得到基因组序列并不是基因组研究的最终目的,关键在于阐明基因组所包含的信息和基因组功能。因此完成了人类基因组DNA测序的同时也昭示着,人类已从基因组时代步入后基因组时代(postgenome era),即功能基因组学。旨在通过展开对基因组的表达调控、基因组多样性和进化规律以及对蛋白质表达和功能的研究,阐明细胞的全套基因表达谱和全部基因产物谱(蛋白质谱),以期对生命现象有较全面的认识。

后基因组工作的推进和发展将使生物工程技术在医药和农业等相关科学领域广泛应用,造福全人类。由此也诞生了一个新的医学:基因组医学(genomic medicine)

第二节　功能基因组学研究在医药领域的发展和应用

人类基因组计划将改变我们的生活。功能基因组学的研究将把医疗保健带入一个崭新的时代。未来医学的一个显著特征是实施个性化医疗。医疗方面,将由目前主要是依赖经验转向以特异病理学为依据;治疗方面,将更加个性化,群体药方退出舞台,根据每个病人不同基因差别进行定制配药治疗,不断地把患病后高成本、低疗效的治疗转变为患病前预测疾病为依据的预防式治疗,这种预测对年轻人来说非常重要,因为他们可以通过及早改变生活方式或药物治疗避免发病。具体地讲,将在下列分支领域有突出发展和应用。

一、基因诊断

人类基因组计划为正常的人类基因组提供了一个序列参考,在功能基因组研究中,新的基因变异将不断被发现,有的是引起某些疾病或其他异常的原因,有的虽然与这些疾病有关,但不是其发生的直接原因。当深入了解了人类基因的多变性时,通过检测有关疾病的发病基因,就可以诊断和预测疾病的发生。如P53基因就与近一半肿瘤的发生有关。

对疾病基因的定位与克隆是一种相当重要的疾病研究手段。随着多态性DNA标志的连锁图构建完成,利用这些多态标记进行连锁分析就可以达到定位和克隆致病基因的目的,从而为揭示各种遗传病的致病机制以及进一步的遗传咨询及治疗奠定基础。现在用于基因克隆的较好方法有:定位克隆(positional cloning)、功能克隆(functional cloning)、候选克隆(candidate cloning)和定位候选克隆(positional candidate cloning)等。

诊断工具也将更加专一和快速、准确。据预测,未来10年中,基因诊断将从目前占现代疾病检测中的0.5%扩大到占全部诊断检测的8%~10%,同时创造可观的经济效益。

二、基因治疗

一旦获知能够引起疾病的基因,就可以将正常的治疗性基因导入人体,替换或矫正有害基因。基因治疗最明显的应用是治疗遗传性基因疾病。1990年,美国国立卫生研究所(NIH)首次对一名患有腺苷脱氨酶(ADA)缺乏症的4岁女孩进行了基因治疗,标志着人类的基因治疗正式开始,经治疗后,该女孩已能正常生活并上学。但治疗遗传性疾病并非基因治疗最具有市场价值的用途,目前治疗的疾病已涉及各种恶性肿瘤、心血管病、代谢病、感染性疾病、遗传性疾病和艾滋病等。

三、基因疫苗

基因疫苗常被称作"裸"DNA疫苗,是由来源于病原体的一个抗原编码基因及作为其载体的质粒DNA组成。通过注射或粒子轰击等途径将基因疫苗导入人体后,这段基因可在活体细胞中合成抗原蛋白,从而引起机体免疫反应。从1990科学家偶然发现可能性到1993年在小鼠中开始试验,该领域的发展十分迅速。现在已有近10种分别针对艾滋病、感冒、癌症等疾病的基因疫苗进入临床试验阶段,针对狂犬病、生殖器疱疹、麻疹和过敏等各种疾病的基因疫苗正在进行中。一旦通过临床试验,基因疫苗将进入商品化生产,成为常规的预防和治疗手段。

四、生物芯片

生物芯片(biochip)即缩小了的生化分析器,通过芯片上微加工获得的微米结构与生化处理相结合,将成千上万个与生命相关的信息集成在一块厘米见方的氧化硅、玻璃或塑料等材料上而制成。包括DNA芯片、抗原芯片、抗体芯片、细胞芯片和组织芯片等。DNA芯片(DNA-chip)又称为基因芯片(gene chip),是指将大量探针分子固定在物体表面,与标记的样品分子进行杂交,通过检测每个探针分子的信号强度,进而获取样品分子的数量和系列信息,是目前研究和应用最多的生物芯片。它以其可同时、快速、准确地分析数以千计的基因组信息而显示巨大威力。目前,基因芯片已经应用于基因表达检测、寻找新基因、杂交测序、基因突变和多态性分析以及基因文库作图等方面。发展趋势是研制出高度集成化的集样品制备、基因扩增、核酸标记及检测为一体的便携式生物分析系统,即所谓的"微缩芯片",使现有的许多烦琐、费时、不连续、不精确和难以重复的生物分析过程自动化、连续化和微缩化,既可用于基础研究,如进行方便快捷的基因分析、药物筛选等，又具有巨大的应用价值，如孕妇的产前诊断、新生儿的疾病和先天性缺陷筛查、就医患者的正常化验等。

五、基因重组药物

基因重组药物是功能基因的人工重组 DNA 表达产物——具疗效的蛋白质。自 1982 年世界上第一个基因重组药物"人胰岛素"在美国上市以来，至今已有约 60 种左右的产品问世，另有 300 多个品种处于临床试验阶段。全世界基因重组药的销售规模以年平均 16%的速度增长。总的趋势是各国纷纷加大对该领域的投资，加强对其源头、生长点、制高点、功能基因的研究，拥有了基因专利，就意味着胜券在握。

广义的基因重组药物还包括重组疫苗和诊断或治疗用的单克隆抗体。

六、植物基因工程药物

即利用转基因植物技术，在植物细胞中表达特定基因药物。现已上市多种转基因食品；在药物方面，将一些病毒或细菌的有用基因转入马铃薯等植物中，可大量、低成本地生产出疫苗，或通过直接食用该转基因植物而获得免疫力。

七、动物基因工程药物

即利用转基因动物生产基因药物，动物器官(如乳腺)可分泌相应基因的蛋白质产物，称为生物反应器。如用转基因绵羊生产蛋白质酶抑制剂 ATT，其产率达到每升奶 35 克，可大量地代治疗肺气肿，目前已进入Ⅲ期临床试验。

八、基因组药物

常规生物技术药物开发线路，一般先认识功能，然后弄清楚蛋白质结构，再从结论推理到基因序列，然后根据基因序列，通过基因工程的方法步骤，得到所需药物，因此，只有人体内较高表达的蛋白质才可能被发现，而基因组药物是利用反向生物学原理，沿着从基因序列→蛋白质→功能→药物的途径研制新药，其优势是基因组和后基因组学提供了庞大的信息资源和结果，为新药的开发提供了空前的优化条件，前景广阔。

如果说人类基因组计划开启了人类认识自身的伟大工程，但也拉开了一场永不落幕的基因争夺革命。基因是一种有限的资源，基因产业能够创造巨大的商业价值。一旦获得一个能够编码重要功能蛋白的基因专利后，回报将无比丰厚。通过开发相关的药物，医药公司可在该专利期满前获取超额垄断利润。基因专利所创造的神话般的财富向世人表明：一个基因可以成就一家企业，甚至带动一个产业。

(王　希)

复习思考题

网上查寻人类基因组计划的最新进展。

内容简介

本书是在分析研究目前国内医学高职高专院校在开设生物学课程方面的现状的基础上，针对医学专科学生的特点，结合多年的教学实践，总结经验，编写而成。全书较为系统地阐述了生命的基本特征、细胞的结构和功能、生命的延续、遗传与变异、生命的个体发育、疾病的生物学机制以及克隆与医学和基因组医学等与医学密切相关的生物学的基本理论和基本知识。内容简明扼要，结构合理。适合医学高职高专各专业学生使用，也可作为中等医学专业学校教师生物教学参考用书。

图书在版编目(CIP)数据

医用生物学/胡先明，唐吟宇主编．—重庆：西南师范大学出版社，2003.8

ISBN 978-7-5621-2936-3

Ⅰ．医…　Ⅱ．①胡…②唐…　Ⅲ．医学：生物学-高等学校：技术学校-教材　Ⅳ．R31

中国版本图书馆 CIP 数据核字(2003)第 075829 号

医用生物学

主　　编：胡先明　唐吟宇

责任编辑：米加德　杨光明
封面设计：王正端

出版发行：西南师范大学出版社
网　　址：www.xscbs.com
经　　销：新华书店
印　　刷：重庆紫石东南印务有限公司
开　　本：787mm×1092mm　1/16
印　　张：10
字　　数：256 千字
版　　次：2008 年 7 月第 2 版
印　　次：2015 年 1 月第 4 次印刷
书　　号：ISBN 978-7-5621-2936-3

定　　价：18.00 元